缺氧型

Chronic Hypoxia Diseases—The wars between health & diseases.

健康和疾病之間的疾病

陳志明 著

分子生物學博士

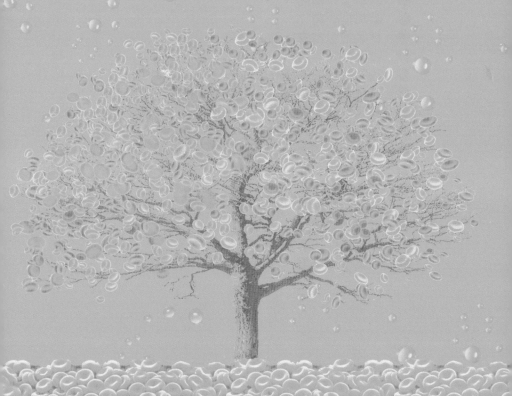

當我在 35 歲時放下開業建築師的生涯，再轉換成生物醫學研究的漫長歲月中，始終有個問題一直困惑著我：為什麼我父親長年持續的使用降血壓藥，最後仍然在六十幾歲時就死於心肌梗塞！直到近幾年，當我進行了許多實驗並且深入追蹤研究之後才豁然明白，原來依照現有的主流醫學，從觀念上、方法上、執行上、甚至政策制度上，都發生了嚴重的問題及偏差。如果再不研究出本源的癥結，不知道有多少人將因此不明不白的併發癌症、心衰心梗、肝腎衰竭而喪命短壽！

這是我第六本醫藥革命的論述寫作，在從事醫藥健康及對抗疾病研究的這麼多年以來，一直有幾個生命中的任務迴盪在心中：癌症到底是怎麼發生的？失智症及漸凍症是怎麼形成的？過敏性氣喘和鼻炎怎麼越來越多人患得？女性為何會發生經痛和子宮內膜異位症？憂鬱焦慮和失眠只是精神問題嗎？糖尿病和高血壓只能依賴藥物控制嗎？肥胖和高血脂是疾病嗎？……，在經過徹底的研究之後，我發現原來這些問題的發生原因都源自同一個現象：缺氧！

我們或許可以三週不吃飯，也可能三天不喝水，但是卻沒法

三分鐘不呼吸。雖然你吸進了大口的空氣，也不表示你身上 38 兆個細胞都能夠充分得到氧氣。可是目前醫生無法治癒的疾病，包括：各種癌症、失智症、漸凍症、心臟病、子宮內膜異位症、經痛、氣管過敏、鼻竇炎、高血壓、糖尿病、肥胖症、憂鬱症、精神分裂症、肝硬化、腎衰竭、性障礙、腦中風等等，卻都是因為你慢性缺氧而最後發生成『病』。

當然你或許會說現有的醫師和藥物都可以醫治這些，可是不要忘了這些醫和藥只能消除這些慢性疾病的症狀：所以長了腫瘤時也只能依靠切除、放療、化療等手段消滅它們，之後就得像割野草一樣地等著下次長大時再度光臨；血壓數值高了就用血管擴張劑天天強制的壓抑血壓，至於你的血管為什麼會自發收縮不重要，反正吃藥能控制又不要錢就對了；於是血糖高了、鼻子塞了、精神低落了、記不太起來了、手腳顫抖了、月經下腹痛了、勃不起來了……也都比照這個的模式辦理；再嚴重點的像是血管不通的心梗塞、腦中風、腎梗塞，做完疏通手術後，也只能依靠機器或抗血栓劑等藥物維生！

由於東西方的文化差異，西方文化就早已根深締固所謂的二分法哲理，也就是非黑即白、非好即壞的辯證心態，不論在

作者　陳志明　博士

國對國、人對人、事物對事物之間隨處都可見到這現象。這是科學能夠快速發展的基礎，同時也是西方醫學的根本觀念。因此每當醫師看見病菌感染、毒瘤腫塊、發炎發燒、器官衰竭、頭痛腳痛等等現象，當然是直接的以「消去法」為最高宗旨。不但外科的各種「刀」是如此、內科的「診」是如此，最重要的幾乎所有的「藥」也是在這樣的觀念下被研發生產出來！

也因此，在現有醫學觀念中只有疾病和健康兩類的人，沒有亞健康這個名詞（專業網路上有的都是亞洲人自己發明的term），至於你覺得身體不太舒服、頭髮越來越白、體力越來越差、睡眠越來越短……等等檢查不到或者不明原因者，你也只能等到哪一天『疾病』發作時再去排隊拜訪。可是你真的是健康嗎？除非你是 25 歲以下又過得正常生活的人，否則你的身體早就屬於缺氧狀態，只不過年紀越大、習慣越差，缺氧的情況就越來越嚴重，積累一陣子後就發展成疾病，除非你所有的細胞都不缺氧，否則你就已處在不健康的狀態下，只等著哪天發生了『病』去醫院排隊以及等著一系列的西藥永久的款待囉！

新觀念的導入需要有新的科學研究資料作為支持，由於內容

較廣，因此將研究分為普及版的『缺氧型慢病』和進階版的『逆轉缺氧慢病』兩本書，讀者可以嘗試依喜好及了解程度閱讀。為了不讓讀者霧裡看花，全部的文章裡，除了有些研究比較平鋪直述之外，其餘各段落都儘量以故事化、擬人化等方式表達，並且每一段的論點我都置入科學文獻以為負責，並且在書後附上約四百四十多篇文獻可供醫界先進及讀者參考。另外就像我以往出版的書附了很多的插圖一樣，這次我更是收集了約二百五十多幅插圖在本書中，相信能讓讀者更容易瞭解缺氧與各種疾病的面貌！

在此由衷感謝美國華盛頓大學醫學院 Dr. Anderberg R.J. 教授、哈佛大學醫學院 Dr. Engel P.A 教授、密蘇里大學藥學院 Dr. Mukherji M. 教授、國家衛生研究中心 Dr. Fisher L.W. 博士、辛辛提那醫院 Dr. Han X. 醫師、澳洲雪梨大學 Dr. Reeve V.E. 教授、西班牙 Navarra 大學 Dr. Avila M.A. 教授、德國 Eye hospital 大學 Dr. Januschowski K. 教授、義大利 Verona 大學 Dr. Iolascon A. 教授等等國際頂尖研究團隊的指導及研究授權。另外中興大學曾志正教授、台北醫學大學謝明哲教授、中山醫學大學翁國昌教授、魏正宗教授等人的鼓勵或指導。當然最後還得感謝我的家人支持和我一起共演的精彩人

生，才是促成我寫本書的初衷！

由衷誠摯希望這本研究能帶給讀者一些健康的奇蹟，才是我研究的原動力！

作者　陳志明　博士　於 2016 年 仲夏

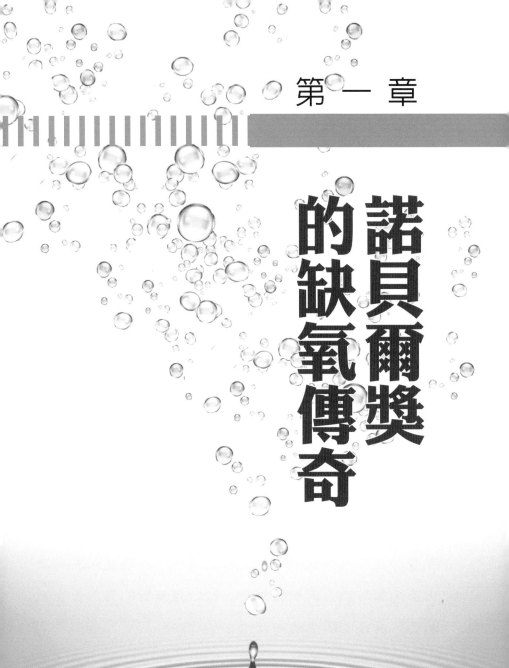

第 一 章

諾貝爾獎
的缺氧傳奇

1966 年 7 月 30 日諾貝爾獎得主演講[註1]（節錄）

癌症，如同許多的疾病，擁有無數的次要病因，幾乎你想得到的任何因素都可能導致癌症，但只有「有氧呼吸轉成無氧呼吸」的這個變化，才是正常細胞之所以會癌化的主因……

因此，當有氧呼吸消失時，生命雖然還活著，但卻已經失去活著的意義，餘留下的只是一部只知道成長的機器，摧毀賴以生存的身體……

所以，要預防癌症，首先要保持血液流速的暢通，甚至讓靜脈中都還能有較高的含氧量………

過去的無知，將不再是今日的阻礙，此一癌症的預防方法，有朝一日必被實現。至於這一天將於何時到來，就要看那些心存懷疑的人，能阻止我們將科學應用於癌症上多久的時間。但在此之前，數以百萬計的男男女女，將毫無意義的因癌症而死亡！

奧圖－華柏格 博士 (Dr. Otto H. Warburg)

●●●缺氧的傳奇故事

當各位讀者們在開始認識『缺氧』這個現象之前，先就前面這段非常非常特別的諾貝爾獎得主的演講節錄，說一段傳奇的人與事：

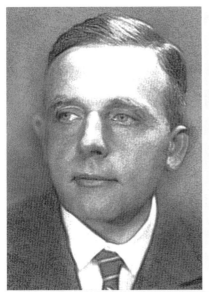

圖1　在現代醫學史的著名科學家中，我認為就以奧圖-華柏格博士(Dr. Otto H. Warburg)最為傳奇，因為除了他在1931年獲得諾貝爾獎之外，之後更在1944年也差點再獲得另一次諾貝爾醫學獎，只不過由於在二次世界大戰期間希特勒禁止德國人獲獎而作罷。不過在這世界上也只有他和他實驗室裡學生能夠前前後後分別地拿到4面諾貝爾醫學獎牌，我想除了風水特別好等看不見的因素之外，他和弟子們的對於細胞的有氧代謝及無氧代謝的獨特發現及另類的醫學觀念。

在現代醫學史的著名科學家中，我認為就以奧圖－華柏格博士(Dr. Otto H. Warburg) 最為傳奇，因為除了他在1931年獲得諾貝爾獎之外，之後更在1944年也差點再獲得另一次諾貝爾醫學獎，只不過由於在二次世界

大戰期間希特勒禁止德國人獲獎而作罷。不過在這世界上也只有他和他實驗室裡學生能夠前前後後分別地拿到4面諾貝爾醫學獎牌，我想除了風水特別好等看不見的因素之外，他和弟子們的對於細胞的有氧代謝及無氧代謝的獨特發現及另類『正確』倡導的醫學觀念所對人類劃時代的貢獻，才是他們獲得這麼多獎的傳奇。

遺憾的是，只不過在幾年之後（1943年）因為DNA的發現[註2]，使得絕大多數的慢性疾病，如癌症、高血壓、糖尿病、憂鬱、失智等等的研究一面倒的朝向在這個領域內發展。於是就像癌症那樣幾乎所有醫生對於有關腫瘤方面的疾病（包括子宮內膜異位）都只能以手術、電療及化療藥物等手段割除或毒殺，同時並在美國為主導各盟國的所有西式醫院及診所之間，形成了一種制式化規定的主流，逾越這項規範者除了被同業抵制之外還得接受法律的制裁[註3]。因此，以華柏格博士所引導細胞代謝及細胞缺氧研究在之後五十年內幾乎不被人們所重視，更遑論他在之後所提出缺氧致癌的理論及解決方法。

另一值得後代人們稱讚的是，他在晚年時幫一位因為用草藥及其他『非主流』療法醫治癌症病人而被控有罪的

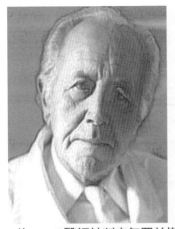

圖2 諾貝爾醫學獎得主奧圖-華柏格博士在晚年時曾幫一位因為用草藥及其他『非主流』療法醫治癌症病人而被控有罪的德國醫生(Dr. Issels)，在德國最高法院出庭作證。他當庭怒斥單單依靠目前治標形的醫療手段(手術 電療及化療等)不可能治癒腫瘤性的疾病。這些醫療方式，只是短暫的緩解手段，在治療上則是個錯誤的方式，甚至可能更惡化腫瘤性病情！由於他的挺身而出，不但使得

位 Issels 醫師被判定無罪並撤銷所有的控訴。圖中的 Issels 醫師及其診所在之後的執業生涯中，也成為世界上對癌症以另類治療成功赫赫有名的團隊。

德國醫生 (Dr. Issels)，在德國最高法院出庭作證[註4]。他當庭怒斥單單依靠目前治標形的醫療手段（手術、電療及化療等）不可能治癒腫瘤性的疾病。這些醫療方式，只是短暫的緩解手段，在治療上則是個錯誤的方式，甚至可能更惡化腫瘤性病情！由於他的挺身而出，不但使得這位 Issels 醫師被判定無罪並撤銷所有的控訴，也還讓這位德國醫生在死後被稱譽為『中西醫結合治療之父』。更重要的是，華柏格博士的這項作證的延續影響，使得德國至今在天然草藥方面的研究、使用的普遍性和全民的健康狀態始終執站在世界領先的地位！

在華柏格博士過世的前四年，他更在他一生一次的諾貝爾得主演講中說出了出前無古人後無來者的預言結尾：

過去的無知，將不再是今日的阻礙，此一癌症的預防方法，有朝一日必被實現。至於這一天將於何時到來，就要看那些心存懷疑的人，能阻止我們將科學應用於癌症上多久的時間。但在此之前，數以百萬計的男男女女，將毫無意義的因癌症而死亡[註1]！

的確，從西方國家文明化開始後至今，癌症、腫瘤、心肌梗塞、腦中風、高血壓、糖尿病、腎衰竭、失智症等等慢性疾病，以及女性專屬的乳癌、子宮內膜異位症、經痛（痛經）等問題就不斷益發嚴重的發生在你我週遭之間，但是以目前的『主流醫學』從來就沒能夠治好它們，該死的仍舊無法健在、該割的器官早就消失無蹤、該吃得藥從來就不能停止、該檢查的早已掃瞄過 N 次、該付的錢日日月月的上漲、醫療及健保的黑洞永遠也填不滿、每個月的痛楚照樣重複發生，全部的一切都只在掩蓋這些疾病狀症罷了！這主要原因其實只存在現有醫學院裡的觀念、過大的醫生權力和國際大藥廠的商業利

益之間[註5]！

如果我們能夠導入華柏格博士這位大師所倡導的缺氧理念，是不是這些疾病能夠有治癒的可能呢？

●●●重新燃起的新曙光

剛好就在 DNA 這個物質被發現的整整五十年之後，科學家們最後終於找到了一組調控細胞生死的 DNA 重要密碼：缺氧誘發因子（Hypoxia Inducible Factor，簡稱 HIF）[註6]，藉由它的發現及之後的研究，竟然發現原來癌症的發生和腫瘤的成長、腦中風的發生及惡化、高血壓的發生及根源 糖尿病的起源及細胞對胰島素的抗拒、腎臟慢性衰竭的發生、老人神經退化癡呆及動作神經的凋萎、子宮內膜異位症的發生及惡化、月經期的長短及經痛的發生………等等慢性疾病，通通都是由缺氧所引起的！

也因為藉由這個缺氧的老觀念新發現，使得新一代的幾項癌症標靶新藥才得已通過來幫助患者延展壽命[註7]，另外對於因為糖尿病所引起的視網膜剝離的治療藥物也和

標靶藥物一樣的新一代的西醫界所開始使用[註8]。只不過因爲到現在仍然是脫離不了現有醫學院裡的老舊觀念、過大膨漲的醫生權力和國際大藥廠的商業利益糾葛，使我們人類的有氧權利仍然交給少數群人在控制，結果仍然還是以『藥品』的形態取代保健及食品的觀念，不是藥品貴到病人傾家蕩產的用不起[註9]，要不就是只有進行一半式的缺氧治療設計[註10]。

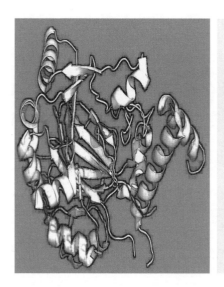

圖3　癌症的發生和腫瘤的成長、腦中風的發生及惡化、高血壓的發生及根源、糖尿病的起源及細胞對胰島素的抗拮、腎臟慢性衰竭的發生、老人神經退化癡呆及動作神經的凋萎、子宮內膜異位症的發生及惡化、月經期的長短及經痛的發生………等等慢性疾病，通通都是由缺氧所引起的！圖中的分子結構圖是缺氧誘發因子(HIF)的蛋白質立體結構。

由於科學總是走在人類想不到的地方！值得慶幸的是，可能是受到了幾個標靶新藥核准上市的鼓舞，在短短這幾年間，科學家從缺氧誘發因子(HIF-1)開始往下游在尋找一系列和幾乎所有慢性疾病發生相關的基因及

原因，包括血管新生因子[註 11, 12]、細胞間質消長的原因[註 13]、大量自由基的產生問題[註 14]、細胞環境酸化現象[註 15]、痠痛的生理反應[註 16]、慢性缺氧與慢性發炎間的關係[註 17]、甚至於為何慢性缺氧如何讓性荷爾蒙分泌失調[註 18]等等，以往錯誤偏差的觀念都透過新的研究發現都漸漸的明朗。

雖然人類已經開始從文明的黑暗面開始透露出些許的曙光，要讓這些缺氧的文明病症能夠被人們所徹底克服之前（估計至少還得要 27-30 年之後，如果你能等待，也成！），我們必須就得先進一步地瞭解『缺氧』到底是甚麼不可！

●●●缺氧：存在你體內的黑暗之神

我們人類可以三個星期不吃飯，也可以三天不喝水，但是卻沒辦法三分鐘沒呼吸！你當然會覺得這是理所當然的啊，可是當你憋住氣不呼吸 1 分鐘之後，可能已經臉色發白、眼球外凸、頭發金星，再撐下去就得出人命了！這根本的問題其實就是缺氧的極致：無氧（Anoxia）的狀態[註 19]。這時後如果鏡頭能縮小到 37.5 兆分之一，進

入到體內的任何一個細胞去看看時，就會發現原來這時我們細胞裡製造能量的發電機（粒線體）已經因為沒有氧氣的助燃而停擺，而細胞這時在原來的有氧狀態下，可以將食物化成的終端燃料（葡萄糖）再進入發電機轉換成能量的數量，從原本的 38 個能量一下子掉到緊急無氧狀態的只剩 2 個！就好像一個原本有 38000 元收入平衡維持生活的人，一下子變成僅剩 2000 元的收入時，當然無法活下去是同樣情境！

你或許會質疑說像這種致命的情況除非是溺水或電影裡頭兇殺案的情境才會發生，而我們一般人似乎應該沒有太大的關聯。確實沒錯，但是如果我們再換個情境來說，舉例如果一樣原本收入是正常的 38000 元，結果因為經濟不景氣，老闆只發給妳 12000 元呢？真的到那時候，可能妳原本一切生活裡包括買衣服、外食、旅遊、化妝品、聚餐、生小孩等等計畫都會被擱置下，只剩下繳水電瓦斯、房租、交通費、貸款、學費、必需食物等等必須的開銷可能還勉強不夠 偶而一兩個月縮緊褲袋還好，但是這種情況每況愈下，像日本或台灣經濟萎靡那般地持續個一二十年的時候呢？細胞也是一樣，當你因為許

許多多的內在因素（如心臟等）及外在因素（如飲食等）使得身體的某些部位持續缺氧，那區域的細胞原本應該有的機能（如細胞膜修護、細胞分泌等）將因沒有足夠能量而停止，只剩下維持細胞生命運轉（如平衡酸鹼的離子通道等）所急需的能量管銷，那這部分的器官你還能期望它很健康的幫你完成任務（如生小孩）而不叛變（癌症）嗎？

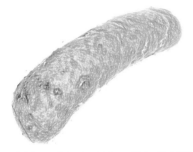

圖4 所有生命的活動就和能量的獲取密不可分，只不過在太古洪荒以前因為火山到處噴發幾乎沒有陽光及氧氣，所以只能夠用厭氧性的代謝流程來製造能量，由於這種缺氧性代謝的效率太低，使得這類的生物仍舊是用單細胞搭配無細胞核的形式存活，有點像是一人飽、全家飽的縮影，好處是自由的很，但除非是數量大到一定程度，否則還真的只是一個細菌而已。

自古以來所有生命的活動就和能量的獲取密不可分，只不過在太古洪荒以前因為火山到處噴發幾乎沒有陽光及氧氣，所以只能夠用厭氧性的代謝流程來製造能量，由於這種缺氧性代謝的效率太低，使得這類的生物仍舊是用單細胞搭配無細胞核的形式存活，有點像是一人飽、

全家飽的縮影，好處是自由的很，但除非是數量大到一定程度，否則還真的只是一個細菌而已[註20]。隨後當陽光出現水分充足之後，又演化出能進行光合作用的藍綠藻菌[註21]，結果幾千萬年之後地球的空氣裡從幾乎無氧到充滿五分之一的氧氣，這個轉變讓這兩大類菌都互有地盤，互相吃來吃去。直到有一天無氧菌吞了有氧菌後產生了共生融和的變化，除了將 DNA 包在細胞核之內以外，還直接結合了有氧代謝和無氧代謝的功能[註22]，於是形成了有很強大的環境適應能力，使得在億萬年之後仍然以這種型式得到演化上的優勢。

所以你體內的任何一顆細胞天生就含有無氧和有氧代謝的能力，當你還在母親肚子裡時，那裡的氧氣相對外面世界稀薄很多，所以大多數的細胞藉由無氧代謝，在缺氧誘發因子 HIF-1 的領導之下，形成臟器、形成血管、形成肌肉、形成骨骼、形成神經、最後在 9 個月的缺氧環境下打造出我們的身體雛型[註23]。當你一離開子宮直接接觸到氧氣之後，你全身上下細胞就拼命的利用著高效能的有氧代謝獲取養分和分裂細胞，來形成一個 37.5 兆個細胞的超大型聚合體，以利她在地球上佔領

更大的地盤斁獲更多的養分。

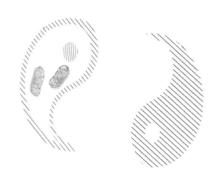

圖 5　我們天生就是個陰與陽的聚合體，那怕是在一個小小的細胞裡也有陰和陽的古老基因：有氧代謝和無氧代謝。

如果將現在我們所處的環境比喻成為陽性的、光明的，那我們在母親體內將是陰性的、黑暗的，套句老祖宗常說的陰陽合一的觀念，其實我們天生就是個陰與陽的聚合體[註24]，那怕是在一個小小的細胞裡也有陰和陽的古老基因：有氧和無氧代謝。而那主宰我們身體裡面的黑暗之神，當以缺氧誘發因子 HIF 當之無愧，因為當你看完下面的幾段黑暗報告之後，你或許就會深深地後悔為甚麼你以前要不斷的喚醒它！

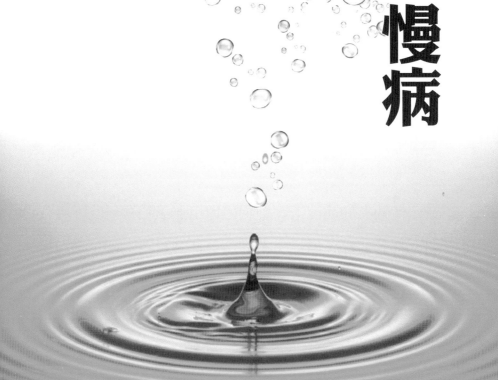

第 二 章

缺氧型慢病

●●●缺氧型癌症

簡
單的說因為缺氧提供了細胞叛變的溫床。

癌症的可怕在於它在身體的任一個地方不受控制的長出腫瘤而壓迫器官造成器官失去功能。而構成它的幾項要素首先是 DNA 破壞突變，第二是不受控制的複製，第三是血管增生，第四是突破包圍，接著只是重複二到四項的步驟如此而已[註1]。

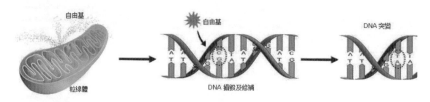

圖6　在慢性缺氧的狀況下，粒線體一會開又一會兒關的運轉著，將會像不完全燃燒一般造成自由基大量溢散。結果猶如隨時隨地用著機關槍對細胞核內的 DNA 亂掃射，一不小心總會將一些原本善良的基因，突變成盲目啟動複製的基因。

在慢性缺氧的狀況下，細胞得運用無氧和有氧的呼吸代謝交替著運轉，但是所謂的交替運轉實際上卻是讓粒線體一會開又一會兒關的運轉著，因此也會像不完全燃燒一般的讓自由基大量溢散。長期的結果猶如隨時隨地用

著機關槍對細胞核內的 DNA 亂掃射，一不小心總會將一些原本善良的基因，突變成盲目啓動複製的基因[註2]。雖說如此，但是也不能說細胞裡就沒有檢查的關卡來阻止它們作亂。

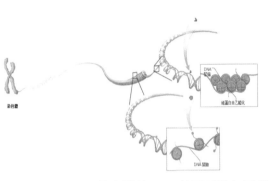

圖 7　細胞面臨慢性缺氧，為了節省能量，所以產生的組蛋白去乙醯化 (HDAC) 這項動作，讓大多數的基因被鎖在緊縮的染色體內部。這使得細胞複製的查核關卡也被迫停工，於是那些突變的 DNA 就可以肆無忌憚一次又一次不停複製分裂下去。

只不過由於細胞長期面臨慢性缺氧，爲了節省能量活下去，所以運用缺氧時才發生的組蛋白去乙醯化 (HDAC) 這項動作，讓大多數的基因被鎖在緊縮的染色體內部。原意雖好，但是這卻使得細胞複製的查核關卡也被迫停工或舉手投降，於是那些突變的 DNA 就可以肆無忌憚一次又一次不停複製分裂下去。只不過要生小孩是一件很耗能量的工作，原本就因爲很缺氧無能量了又那來的額外福利呢[註3]？

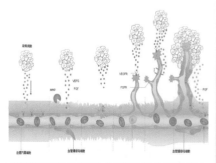

圖8　癌細胞很有技巧地利用缺氧才會生成的血管內皮新生因子（VEGF）以及纖維蛋白生長因子（FGF），大量地從癌細胞群釋放出去到周遭，只要遇到血管就能刺激再分叉增生一條新的血管。不斷的釋放就會不斷的有新的血管帶進大量的營養物質供癌細胞進行分裂複製。

偷、搶、騙，是癌細胞發揮人的本性最佳寫照，由於需要大量的養分及能量來進行地盤擴張，因此就必須要偷接更多的血管到癌細胞的周圍。為此癌細胞很技巧地利用缺氧才會生成的血管內皮新生因子（VEGF）以及纖維蛋白生長因子（FGF）大量地從癌細胞群釋放出去到周遭，只要遇到血管就刺激再分叉增生一條新的血管[註4]。不斷的釋放就會不斷的有新的血管帶進大量的營養物質供癌細胞進行分裂複製。雖然說癌細胞是自己所生的，身體的免疫部隊也管不著，但是亂侵犯地盤時，身體也會用組織纖維圍起一道道的圍牆來限定細胞發展範圍，如果你是被包圍在圍牆之內時，你會怎樣呢？

所謂不自由，毋寧死！更何況遇上積極作為的癌細胞怎麼可能用一道道圍牆將它捆住。因此癌細胞這時利用缺

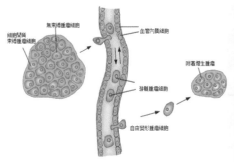

圖 9　癌細胞利用缺氧時才能啟動的金屬基質消化蛋白酶 (MMP) 的剪刀功能，將身體包圍它們的纖維蛋白『圍牆』剪碎推倒，裡面的癌細胞也才能一代一代的繁衍擴大。同時一些優良的癌細胞菁英，也會因為 MMP 解放了它們的束縛，快速地鑽進血管或淋巴管的循環中，去尋找可以開疆闢土的新樂園。

氧才啟動的金屬基質消化蛋白酶 (MMP) 的剪刀功能，將這些纖維蛋白做的圍牆剪碎推倒，裡面的癌細胞也才能一代一代的繁衍擴大。當然啦，偶而一些優良的癌細胞菁英，也會因為 MMP 解放了它們的束縛，快速地鑽進血管或淋巴管的循環中，去尋找可以開疆闢土的新樂園囉 註5！

就這樣不停止的重複前面幾段的動作，一顆顆小小的癌腫瘤就可能在健檢時或身體有所變化時被發現，但畢竟那已經是經過很多年慢性缺氧的產物，目前很多人也只能用刀，用電，或用毒的將它們通通消滅囉！

●●●缺氧型高血壓

簡單的說因為進入到細胞的氧氣分壓不夠，所以利用

血管收縮增大壓力緩解缺氧。

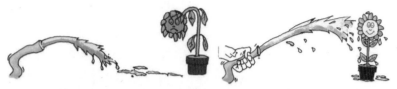

圖 10 高血壓的根源是細胞缺氧的反射動作，身體能做的只有透過血管自發性的收縮，就好比澆花的水管因為水壓不夠時，我們的手會稍稍用力掐住以增大壓力，讓水得以噴到所需的地方一樣。而這種收縮即使是利用血管擴張的藥物強迫血管舒張一陣子之後，身體因而更加缺氧，一旦藥效退散就會立刻收縮得比原先更加緊箍，血壓也反彈得更加劇烈。

身體的血壓調控主要是控制在腎臟裡腎小球旁邊的腎絲球旁器這個小小的『感測器』，一旦這個感測器發現流過的血液壓力不足以讓腎絲球有效過濾血液，甚至可能造成過濾膜堵塞之虞時，腎絲球就會分泌出腎素到血液裡頭，當這個腎素流到了肝臟及肺臟之後，就會被轉換成血管張力素，接著再透過心臟壓送到全身所有的血管裡，刺激大多數的血管而收縮一下增加壓力[註6]。

問題是當腎絲球旁器所偵測的血流和血壓不足時，是已經代表全身上下幾百億條血管的血壓已存在明顯不足的警訊。而氧氣要從微血管裡面滲透進入到細胞裡頭的壓力最少得有 37 個毫米汞柱以上，氧氣雖然從心臟打出

來之後經過不斷的分枝分流，對健康的人來說是這個數字是剛剛好，可是對於四五十歲以上的人而言，這個數字就只有每況愈下逐年減退囉[註7]！如果壓力小於上面這個數值一個百分點，裡面數以千計的細胞所能獲得氧氣可能就不僅僅只少掉 1% 而已，長期之後細胞缺氧的情況將越發嚴重。這也是為什麼這些人群在到達這個年紀之後，平均每兩個就有一個罹患高血壓的緣故[註8]。

高血壓的根源既然是細胞缺氧的反射動作，身體能做的只能是透過血管自發性的收縮，就好比澆花的水管因為水壓不夠時，我們的手會稍稍用力掐住以增大壓力，讓水得以噴到所需的地方一樣。而這種收縮即使利用血管擴張的藥物強迫血管舒張一陣子之後，一旦藥效退散就會立刻收縮得比原先更加緊箍，血壓也反彈得更加劇烈，畢竟曲解了身體的需求之後，同時反而又打壓這個身體的代償機制，這樣的逆天而行一陣子後更嚴重的疾病當然不斷的出現囉[註9]！

●●●缺氧型糖尿病

簡單的說是細胞能量不夠，想多吃點東西去又吃不進去，

所以食物也只能堆積在血液裡頭造成血管的破壞囉！

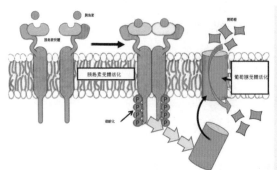

圖 11　葡萄糖隨著血液到處遊走到全身四處，同時讓胰島素伴隨著充當仲介人員，有需要的細胞自然可以在胰島素的按『電鈴』兜售之下開門將它們吞進去，否則最後胰島素就會帶著這些血糖去按那些扮演儲藏庫功能之脂肪細胞的『電鈴』。

食物吃進去腸胃之後一兩個小時之內大多數最後都轉換成血中的葡萄糖，而這些葡萄糖隨著血液到處遊走到全身四處，同時讓胰島素伴隨著充當仲介人員，有需要的細胞自然可以在胰島素的按『電鈴』兜售之下開門將它們吞進去[註10]，否則最後胰島素就會帶著這些血糖去按那些扮演儲藏庫功能之脂肪細胞的『電鈴』囉[註11]。

可是當面臨長期慢性缺氧的時候，細胞為了獲得更多的氧氣不惜短線的釋出前列腺素等等造成慢性發炎，以期讓血液能夠較快速的充脹。只不過因為是啟動發炎，所以像是免疫球或巨噬細胞等等免疫系統將駕臨現場，橫

衝直撞下將細胞外面的許多受體直接的破壞，當然這也包括爲數不少的像『電鈴』一般的胰島素受體遭受破壞[註12]。

更悲慘的是也由於缺氧的情況發生後，細胞釋出所謂的金屬基質消化蛋白酶（MMP），將細胞和細胞之間的間質纖維都剪碎破壞，以換取氧氣滲透的阻礙少一些。只不過細胞間質一旦有破壞，附近的纖維母細胞便會想辦法補得更多更厚一些。長期慢性缺氧之後，細胞常常會被纖維所包圍，而這時原本細胞膜上面的胰島素受體將更加的被破壞或被遮蔽住[註13]。結果沒有『電鈴』的細胞，胰島素便沒法帶血糖進入到細胞裡面，甚至那些儲藏能量的脂肪細胞。於是原本血液中的血糖濃度將會漸漸升高，甚至在排出的尿液中都將越來越濃。

●●●缺氧型高血脂

簡單的說缺氧細胞需要更多的葡萄糖原料補充能量不足，脂肪細胞因此大量釋出游離脂肪酸到血液中。

當細胞面臨長期缺氧的環境時，原有高效能的有氧呼吸代謝，被迫部分使用低效能的無氧代謝，爲此細胞所能

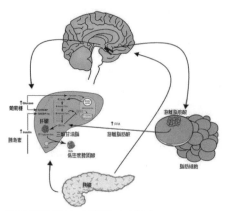

圖 12 細胞面臨長期缺氧環境時，原有高效能的有氧呼吸代謝，被迫部分使用低效能的無氧代謝，為此細胞在獲取的能量不足情況下，缺氧細胞只能比平常吃更多的葡萄糖來製造能量。而身上最主要儲藏糧草的脂肪細胞當然就得大量的開倉救窮，脂肪細胞裡面的三酸甘油得先轉換成游離脂肪酸釋出到血液中，之後流到肝臟裡再轉換成血糖釋出到血液裡。

獲取的能量不足情況下，缺氧細胞只能比平常吃更多的葡萄糖來製造能量[註14]。而身上最主要儲藏糧草的脂肪細胞當然就得大量的開倉救窮，如果將脂肪細胞當作是金庫，那麼裡面所存放的金條，當然得先轉變成鈔票之後，才能到物料倉庫買到可供食用的米飯原料救濟發送給窮人。情況也一樣，脂肪細胞裡面的三酸甘油得先轉換成游離脂肪酸釋出到血液中，之後流到肝臟裡再轉換成血糖釋出到血液裡[註15]。

只是大多數的細胞經過長期的缺氧之後，表面的胰島素受體已經漸漸受損（詳前述），血糖進入的效率已經大打折扣，因此當肝臟偵測血中的血糖濃度也並非如此低

下時，它就會調控轉換成血糖的策略，而將這些過多的游離脂肪酸轉換成膽固醇以及膽汁。當然囉，當進食的內容中有任何的油脂時，它必將能很有效率的再轉換吸收到肝臟裡轉化成膽固醇及游離脂肪酸[註16]。

之前曾討論過脂肪細胞不論是肥胖脹大或其他因素而面臨慢性缺氧時，也會同時引發慢性發炎現象，並且也將使得胰島素的受體遭受破壞。這結果將使得血液中游離的脂肪酸因為沒有胰島素的刺激而沒法被帶進入到脂肪細胞內儲藏，相反的，反而使得原有在脂肪細胞裡的三酸甘油脂加速的轉換成游離脂肪酸往血液裡釋出，這一推一拉的結果使得高血脂很快的破表了！

●●●缺氧型失智症

簡單的說當神經細胞能量不足，所激發及傳遞電波工作的效能減低甚至中斷與大腦皮質連結，因而影響記憶存放及運作功能。

在大腦中負責短期記憶的神經區塊是腦中央底部的一個叫海馬迴的地方在運作著，它就像電腦的暫存記憶體

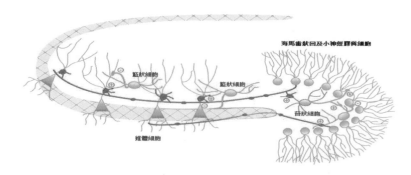

圖 13 當海馬迴裡的血腦屏障因為缺氧被迫無奈的打開而型成慢性神經發炎現象之後，出於本能地，在大腦裡的警衛：星狀膠質細胞以及像巨噬細胞一樣功能的小膠質細胞 (microglia) 就會立刻趕到發炎的現場活化啟動進行滅火的動作。但是因為缺氧所引發的 MMP 已經將細胞的間質剪碎破壞，這些膠質細胞為了修補它們，則不斷的釋出類似澱粉結構的膠原蛋白來覆蓋填補。這個情況尤其對在那些負責海馬迴和大腦皮質溝通的海馬齒狀回區域更是明顯的發生，因為在它們的樹狀神經突觸周遭則是對能量需求最大或者是對氧氣濃度最敏感，當然發炎的情況和被再包覆的情況也將最嚴重。

(RAM) 一樣的功能，我們所獲得的資訊會先在這裡暫時存放，之後再傳遞到大腦皮質區進行處理和存放。這個海馬迴神經細胞的外圍除了像其他神經細胞一樣也都包覆著另一種類叫做神經膠質細胞做為血管和神經元之間扮演著中間人腳色之外，更特別的是海馬迴區的神經膠質細胞更是進化到具有取代部分神經元功能的現象，也就是在神經和神經對接要傳遞訊息的突觸縫隙中，它們已介入扮演調節和把關的腳色。

由於大腦神經細胞是身體最耗能量的細胞，而處理短期記憶的區塊又是所有活動時必須高度投注工作的地區，因此不論是任何種因素導致這個區域的細胞面臨缺氧的情況時，首先會使神經元的傳遞訊號的運作開始減少，海馬迴細胞的電波激化趨緩，這使得初期的記憶漸漸開始受影響[註17]。

但隨著缺氧的持續，神經膠質細胞因為介於神經元細胞和血管之間，為了更有效率的取得一些氧氣，則只有鬆脫兩者之間的束縛，包括神經元與神經膠質細胞之間的細胞間質，利用金屬基質消化蛋白酶（MMP）將這些間質的微細膠原蛋白剪碎[註18]。另外在血管和神經膠質細胞之間原本非常緊密的血腦屏障（BBB），神經膠質細胞則大量的釋放發炎因子造成發炎，使這血腦屏障能夠鬆脫一點以增加血氧的快速進入[註19]。同時神經膠質細胞也釋出大量的血管新生因子，讓血管能多再分枝生長多一些，以提供更多的血氧給神經使用。

可是一旦海馬迴裡的血腦屏障被迫無奈的打開而型成慢性神經發炎現象之後，出於本能地，在大腦裡的警衛

星狀膠質細胞以及像巨噬細胞一樣功能的小膠質細胞（microglia）就會立刻趕到發炎的現場活化啓動進行滅火的動作。加上 MMP 已經將細胞的間質剪碎破壞，這些膠質細胞爲了修補它們，則不斷的釋出類似澱粉結構的膠原蛋白來覆蓋填補。這個情況尤其對在那些負責海馬迴和大腦皮質溝通的海馬齒狀回區域更是明顯的發生，因爲在它們的樹狀神經突觸周遭則是對能量需求最大或者是對氧氣濃度最敏感，當然發炎的情況和被再包覆的情況也將最嚴重[註20]。

在慢性缺氧持續的發生之後，上面的情況將會讓被包覆的細胞更加缺氧，因此它們會再釋出另一類的 MMP 將這些澱粉質膠原蛋白剪碎，只是當中有一型的膠原蛋白因爲含有較多的纖維素，一旦剪碎後竟然從原本可溶於水的透明狀態變成不可溶、像澱粉一般的纖維素，同時還從那些發炎嚴重的地方開始沉澱[註21]，漸漸的那些神經突觸就失去功能，神經細胞也慢慢凋零，我們腦中寄存的記憶就很難取出來囉！

●●●缺氧型經痛

簡單的說因爲子宮及周邊生殖器官的細胞氧氣不足，造成血管不當收縮而引發窒息性的嚴重發炎現象。

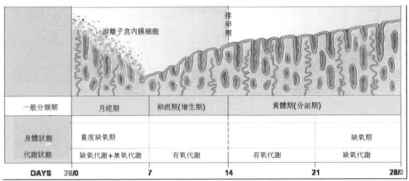

一般分類期	月經期	卵泡期(增生期)	黃體期(分泌期)	
身體狀態	重度缺氧期			缺氧期
代謝狀態	缺氧代謝＋無氧代謝	有氧代謝	有氧代謝	缺氧代謝
DAYS	28/0	7　　14	21	28/0

圖14 當女性的體質、行爲或環境等因素造成子宮細胞過度的缺氧，也就是說長期的血氧的供給過度不足的情況時，內膜細胞就會提前釋放大量前列腺素等等發炎因子，造成經前脹痛及經期時劇痛的經痛症候群。同時過早及過度缺氧所誘發的 MMP 釋出，除了造成游離的子宮內膜細胞過多，迫使這些還沒凋萎的細胞沿著輸卵管逃離到腹腔內部形成腹腔子宮異位症，或者滲透到子宮壁內形成子宮肌腺瘤等等『高級』病變。

女性的生殖器官中最特別的當屬子宮，它幾乎是專門爲了孕育下一代而存在的器官。一般來說當『做人失敗』之後爲了重新再傳宗接代，它就必須透過月經的機制將舊的子宮內膜排出，重新再佈建一塊新的著床內膜，以迎接新生命的到來。由於子宮內膜和子宮原本就是一體的，因此要讓這層細胞在幾天內排除到體外，基本上則

是利用細胞凋萎的機制來進行[註 22]。

正常的子宮內膜細胞底部連結著無數的微血管，一旦子宮沒有接收到成功著床的訊息之前，它總是努力地做好迎接的準備，但是當過了一定的時間之後，下面的血管就開始有系統地減少血氧的供應，逐步的缺氧除了讓上面的內膜細胞越來越匱乏而凋萎死去，同時也適當的釋出金屬基質消化蛋白酶（MMP）將這些內膜細胞和正常細胞的聯結剪斷。一旦一切的細胞都接近凋萎之後，便一次性的透過子宮的收縮將它們排出體外[註 23]。

上面的過程是一套精細無比的給氧和無氧的運作過程，雖然是『做人失敗』但是身體會體諒女性的努力，因此並不會感到痛苦。但是只要女性的體質、行為或環境等因素造成細胞過度的缺氧，也就是說長期的血氧的供給過度不足的情況時，內膜細胞就會提前釋放大量前列腺素等等的發炎因子，造成經前脹痛及經期時劇痛的經痛症候群，同時過早及過度的 MMP 釋出造成游離的子宮內膜細胞過多[註 24]，迫使這些還沒凋萎的細胞沿著輸卵管逃離到腹腔內部形成腹腔子宮異位症，或者滲透到子宮

壁內形成子宮肌腺瘤等等『高級』病變[註25]。

也由於過早及過多的缺氧，使得內膜細胞釋放大量的血管新生因子（VEGF 及 FGF 等），造成過多的血管增生到內膜細胞裡，這使得原本應該凋萎的細胞變得再活化起來，而這些增生的血管並不受原來子宮月經程式的控制，因此除了可以活化子宮內膜的游離細胞之外，更會造成月經來臨時血流量過多的情況，此外還會讓月經前局部流血事件發生，以及延長月經滴漏不止的時間[註26]。許多女性的貧血也是因此發生而產生惡性循環的缺氧問題[註27]。

●●●缺氧型巴金森氏症

簡單的說黑質神經細胞裡的關鍵酵素，是一種必須有氧才能活化啓動製造多巴胺傳導物質，長期缺氧狀態將使多巴胺減少分泌而導致身體漸凍遲緩。

人體許多的行動（例如走路、彎腰、舉手等）以及心理感覺（例如愉快、滿足、積極、愛慾等等），必須依賴大腦分泌一些特別的神經傳導物質下達指令之後才能進行或者感受，這物質就是多巴胺。它的分泌主要集中大

腦最中間一處叫做黑質區的神經叢區塊，裡面的神經元可以將一種叫酪胺酸的胺基酸透過幾個步驟轉換成多巴胺。只不過其中的關鍵步驟則必須是由一個叫做酪氨酸羥化酶的酵素，運用氧分子作爲活化酵素的必須物質[28]。

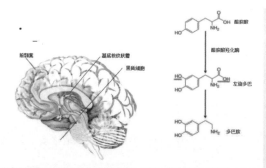

圖15 多巴胺的分泌主要集中在大腦最中間一處叫做黑質區的神經叢區塊，裡面的神經元可以將一種叫酪胺酸的胺基酸透過幾個步驟轉換成多巴胺。只不過其中的關鍵步驟則必須是由一個叫做酪氨酸羥化酶的酵素，運用氧分子作為活化酵素的必須物質。

由於大腦對人體狀態的感知最爲敏銳，當藏在腦中最深處的黑質細胞都能感知人體是處於富氧狀態下時，它就會認爲身體各處的細胞能量是充沛的，可以進行許多的活動，例如求愛、性慾、找食物等等，於是酪氨酸羥化酶就利用氧氣的刺激，多製造分泌一些多巴胺讓身體去行動，當然伴隨著行動也要給予積極感、滿足感、愉悅感等情緒補償作用[29]。

相反的，一旦身體因爲各種因素（心臟力減退、血管梗塞、呼吸道發炎等等）造成面臨慢性缺氧情況時，黑質神經細胞裡的酪氨酸羥化酶的效能自然將減低許多，多巴胺的產出及分泌自然減少，導致一切的活動漸漸減弱，在自然界的競爭場上變成一個魯蛇（Loser），結果當然是性慾減退、情緒低落、做事萎靡、失眠憂鬱等等註30。

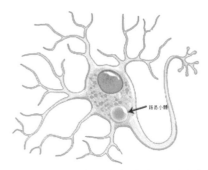

圖16　長期慢性缺氧環境下，黑質神經細胞為了獲取更多的氧氣，而啟動慢性發炎機制，因此促使小神經膠質細胞及星狀膠質細胞快速的到達現場，同時激化分泌纖維蛋白物質將極易發炎的神經突觸地區給包覆，於是當神經軸突加上類似神經胞外的纖維糾結纏繞再一起時，產生一粒粒的顯微鏡下看得到的路易小體（Lewy body）。

如果更進一步在長期持續的慢性缺氧環境下，黑質神經細胞本身爲了獲取更多的氧氣，因此啓動慢性發炎機制，雖然細胞的間液可以充斥在黑質神經區域內獲得微量的血氧供神經細胞使用，但卻促使小神經膠質細胞及星狀膠質細胞快速的到達現場，同時激化分泌纖維蛋白物質將極易發炎的神經突觸地區給包覆，於是當神經軸突加上類似神經胞外的纖維糾結纏繞再一起時，產生一

粒粒的顯微鏡下看得到的路易小體（Lewy　body）[註31]，當然也代表了這黑質神經區已經退化的里程碑囉！

●●●缺氧型腦中風

簡單的說腦中風就是一種大型急性缺氧的可見性傷害，就好比是血管中的高速公路發生重大車禍所衍發的事件。

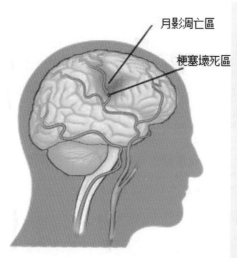

月影凋亡區

梗塞壞死區

圖17　血液中的游離血栓在腦血管的任一地方梗塞卡住，造成腦血流堵在卡住位置的前端，同時瞬間形成很大的腦血壓。而在腦部梗塞位置後端的所有神經細胞則面臨完全無氧的局面，造成這些細胞瞬間只能進行無氧呼吸代謝，在幾分鐘內因為能量掉落19倍而直接的凋亡。離開遠一點的地區則因為可能有部分血液是透過其他血管的支援，所以呈現比較嚴重的缺氧狀態，但細胞還不至於立刻死亡。

眾所皆知腦中風是因為血液中的游離血栓在腦血管的任一地方梗塞卡住，造成腦血流堵在卡住位置的前端，同時瞬間形成很大的腦血壓。而在梗塞位置後端的所有神

經細胞則面臨完全無氧的局面，造成這些細胞瞬間只能進行無氧呼吸代謝，在幾分鐘內因為能量掉落 19 倍而直接的凋亡。離開遠一點的地區則因為可能有部分血液是透過其他血管的支援，所以呈現比較嚴重的缺氧狀態，但細胞還不至於立刻死亡註32。

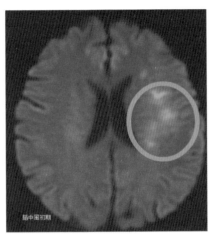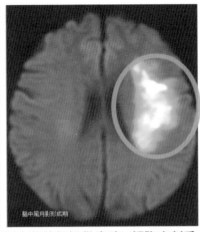

圖 18　當身體缺氧的細胞突然獲得到大量的氧氣供應時，細胞立刻重啟有氧呼吸的粒線體爐灶，一開始將會釋出比平常多很多倍的自由基，而且還是幾億顆細胞一起釋放，這時的破壞力比起僅僅缺血缺氧的情況還嚴重得多。

問題就發生在當身體自發性的溶解血栓或者隨後的搶救所施打的強力溶解血栓藥物，都將讓血液快速的流入飢渴已久又虛弱無比的細胞中，這個動作在醫學界稱為血液再灌流現象註33，這個搶救的動作隨然是必要，但是卻造成細胞的二度傷害，因為就像許久沒有發動的發電

機或引擎一樣，一旦開始啓動，大量不完全燃燒的黑煙廢氣就即刻冒出四竄，同樣的，當身體缺氧的細胞突然獲得到大量的氧氣供應時，細胞立刻重啓有氧呼吸的粒線體爐灶，一開始將會釋出比平常多很多倍的自由基，而且還是幾億顆細胞一起釋放，這時的破壞力比起僅僅缺血缺氧的情況還嚴重得多[註34]。

我們對日常所聽聞的腦中風案例常常會覺得可怕或者有所警惕，但是那畢竟是『高速公路』等級的重大車禍事件，發生的機率其實還是相當相當的低。最可怕的是在那比頭髮還細 18 倍以上的血管或微血管中血栓梗塞，雖然大多數的細胞都被很多的微血管網所包覆，但是這種像小巷道一樣的通路幾乎天天都有車禍或停滯堵塞的事件發生，事實上這才是我們很多腦神經缺氧凋亡的二大原因之一！

●●●缺氧型子宮內膜異位症
簡單的說是因爲慢性缺氧提供這類良性腫瘤細胞增長的溫床。

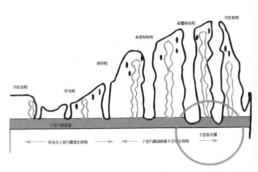

圖 19　子宮內膜細胞會在經期前因為過早及過度的缺氧而釋放過量的金屬基質消化蛋白酶 MMP，剪碎細胞與細胞之間的綁束。這可讓較多還沒凋萎的子宮內膜細胞，有機會透過子宮內的液體自由地游離到腹腔中或者滲透鑽入子宮肌層內層躲避每個月一次的月經大滅絕。

其實子宮肌腺瘤以及其他型的子宮內膜異位症的腫瘤和癌症其實是很類似的表姊妹關係，只不過前者僅僅發生在女性的生殖器官周遭，同時絕大多數屬於良性腫瘤罷了。既然同屬於親戚關係到底還是有所不同，主要是它沒有癌細胞專屬的 DNA 破壞突變！其他的像癌症的不受控制的複製，以及血管增生，還有突破包圍的特別手段，她們一點都不遜色[註 35]。

當女性的生殖系統長期處於慢性缺氧的情況下，初期大多數人會像之前所討論的經痛一樣，內膜細胞會在經期前因為過早及過度的缺氧而釋放過量的金屬基質消化蛋白酶 MMP，剪碎細胞與細胞之間的綁束。這可讓較多還沒凋萎的子宮內膜細胞，有機會透過子宮內的液體自由

地游離到腹腔中或者滲透鑽入子宮肌層內層躲避每個月一次的月經大滅絕[註36]。

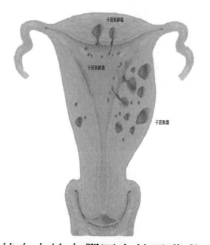

圖20　當缺氧的子宮內膜細胞躲過月經的大洗牌之後，因為卵巢很快地就釋放出高濃度的雌激素到子宮裡重建新的子宮內膜。透過這個雌激素的協助刺激內膜細胞複製分裂，對於寄生在子宮肌層內壁裡面的缺氧內膜細胞將直接快速的促進它們分裂生長，漸漸地形成子宮肌腺瘤。

其次由於它們原本就已啟動了缺氧誘發因子，因此除了以 MMP 讓它們的細胞外間質破損之外，它們更可以藉由缺氧誘發因子分泌沾黏因子（如 Selectin、Cadherin、Integrin 等），使它們可以很快的找到適當的落腳場所，一般來說不外乎是下腹腔、膀胱、大小腸、直腸、子宮外壁、卵巢，輸卵管等處[註37]。當然囉，子宮肌層中因為過早的發炎，使得子宮肌層裡的細胞與細胞間隙變得鬆散，這也提供它們一處像避難的防空洞一樣。由於它們原本就缺氧，因此當落腳之後可以輕易地分泌血管增生因子（VEGF 及 FGF），透過瞞騙的求救方式，很快的從落腳的避難的附近的血管就延伸出新的血管增

生，並透過血液供給它們存活的物資[註38]。

到這時候它們應該算是可以安身立命的情況了，但是命運總是特別的喜歡捉弄人，當它們躲過月經的大洗牌之後，卵巢立刻的就釋放出高濃度的雌激素到子宮裡，去重建新的子宮內膜。要說明的是這個雌激素的首要工作目標就是刺激內膜細胞複製分裂，對於在子宮內壁上面的細胞當然是直接快速的促進它們分裂生長，但是對於在生殖器官附近的細胞，它們原則上是不觸動分裂的，除非它們 DNA 裏頭那些嚴格檢查的重重關卡全都出問題，否則沒有接到指令的細胞是休想逾越複製的雷池一步。

所謂的意外就是超出原先 DNA 藍圖的料想之外，那些流浪到他鄉的游離子宮內膜細胞因為面臨到慢性缺氧，為了節省能量活下去，所以運用缺氧時才發生的組蛋白去乙醯化（HDAC）這項動作，讓大多數的基因被鎖在緊縮的染色體內部[註39]。原意雖好，但是這卻使得細胞複製的查核關卡也被迫停工或舉手投降，於是在雌激素的催生之下，於是 DNA 就可以肆無忌憚的複製分裂下去，畢

竟每個月都有一陣子是處在缺氧的低氣壓，但是雌激素的刺激剛好也在這個時候趕到，當然腫瘤的成長速度再怎麼也比不上她的表姊囉！

●●●缺氧型不孕症

簡單的說因爲能量缺乏不適合繁衍後代，造成生殖系統產生反制的防範措施。

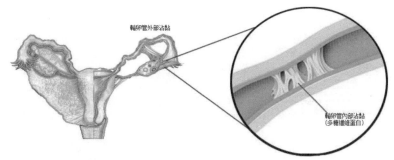

輸卵管外部沾黏

輸卵管內部沾黏
（多糖纖維蛋白）

圖 21　當生殖系統長期在慢性缺氧的情況下，輸卵管的內膜絨毛層組織及外膜層薄膜以及卵巢的外膜組織，都將因爲需要多一點細胞外間質空間以獲取氧氣的通透，因而釋放大量的金屬基質消化蛋白酶 MMP 去剪斷破碎纖維蛋白的連結束縛，這個情況下卻又是游離的子宮內膜細胞濃度最高的時期，這些游離細胞遇上這些略有破損的內膜或外膜細胞時，都會藉由缺氧誘發因子的刺激而釋出沾粘因子（如 Selectin、Cadherin、Integrin 等）輕易的覆著寄生在上面。

不孕症是現在想孕夫婦的噩夢之一，包括我自己和我太太都曾有切身之痛，當我在十幾年後研究它的成因時發現，我們當初所受的苦其實眞的可以很簡單的避免掉，

真實的因素竟然只是因為我和內子的身體雙雙長期缺氧所致，而不是那時所找一般大夫或中醫所謂生殖功能缺陷的問題！

一般來說對女性而言不孕的成因最大宗的還是沾黏問題[註40]，包括卵巢和輸卵管等位置的沾粘，其次就是子宮內膜異位症所造成的傷害，這在前面已經討論過不再冗述。卵巢是女性儲存卵泡和排放卵子的器官，當然也是調控所有女性生育相關賀爾蒙的中心位置，如果身體機能還算健康的話，基本上大約每隔 28 天就會排出一顆成熟的卵子到輸卵管裡面，當然在這個時期如果巧遇並結合精子的話，就有很高的機會成為受精卵，之後它再慢慢地游回到子宮裡著床，開始為期 270 天左右的孕育成為一個小嬰兒。

當生殖系統長期在慢性缺氧的情況下，輸卵管的內膜絨毛層組織及外膜層薄膜以及卵巢的外膜組織，都將因為需要多一點細胞外間質空間以獲取氧氣的通透，因而釋放大量的金屬基質消化蛋白酶 MMP 去剪斷破碎纖維蛋白的連結束縛，這個情況下卻又是游離的子宮內膜細胞濃

度最高的時期，這些游離細胞遇上這些略有破損的內膜或外膜細胞時，都會藉由缺氧誘發因子的刺激而釋出沾粘因子（如 Selectin、Cadherin、Integrin 等）輕易的覆著寄生在上面[註41]。

可是當這些新舊細胞爲了互相搶奪日益稀少資源的同時，同時也將釋出發炎的相關因子，要求免疫警察來維持秩序主持公道，但由於它們都是身體的正常細胞，基本上管也管不著，只能請纖維母細胞將這些有爭執的地方，利用體液中膠質轉化成更多的纖維蛋白築起一道道的圍牆了事[註42]。在經年累月下就這樣一直不斷重複的缺氧、破壞、附著、包圍、接著再缺氧、再破壞……一直重複下去。一段歲月之後，輸卵管裡面的某些地方就長出了一團團緊密的纖維物質，像柵欄一般的阻斷卵子或受精卵游向子宮的通道。

另外在輸卵管的外面，有一面連結卵巢、子宮、和輸卵管的子宮闊韌帶，上面是許多的血管網絡以及薄薄的韌帶組織所構成。這大片面積的區域正好可提供眾多游離的子宮內膜細胞落腳發展的好場所，它們發展的情況和

前面輸卵管內部的情況相同，只不過由於這裡更加的缺氧，所以發展出來的情況更加嚴重。一般來說常常會從這闊韌帶上頭或者子宮、卵巢的外壁黏結到多處的輸卵管外膜，造成輸卵管嚴重扭曲回折，這將使得卵子通過的時間拉長或者月經期不穩定。即使幸運地發生了受精卵的喜事，也常會因為回流不到子宮而造成子宮外孕被迫流產的悲劇[註43]！

●●●缺氧型憂鬱症

簡單的說用來製造獎賞我們身體快樂的神經，卻因為缺氧沒有能量而達不到獎勵的門檻。

快樂到底是甚麼？我想所有人一輩子都想追求這兩個字，但是可能很多人進了棺材時還都不一定清楚它到底是何物。但是對身體來說，其實快樂是可以量化和定義一種機制，那就是能夠滿足所有細胞的能量需求！

我們都知道剛出生的嬰兒，只要能夠餵飽它的需求，它就會立刻露出快樂滿足的笑容，一旦能量匱乏超過一定門檻，肚子就變餓同時它就感到傷心悲泣。同樣的當兩

位相同年紀的老年人，一個能吃能喝能動體力充沛的窮人和一個吃少喝少行動不便體虛孱弱的富人，你認為哪一位會比較快樂呢？

如果一個新興旺盛的國家那樣，沒有貪汙、沒有分配不均、政策合理明確、行政效率高、任何人不論是在哪個崗位，只要極盡本分努力，都能得到公平合理的回報，經濟局勢不好時，大家都能勒緊腰帶盡全力去拚搏，相信很快地就能變成人人富有的理想社會。相信住在這種理想的國家的人民整體上應該是很快樂。相反的，如果一個國家是貧富不均、政策不明、貪腐橫行、處處刁難、任何人都自私的偷搶拐騙、努力盡份根本是下等人作，即使這個國家有著豐富的金山油田，相信整體來說這裡的人民應該是痛苦不堪。

我們的身體何嘗不是這樣的情況，當我們年幼的身體，所有的細胞都能有效的獲得應有的血氧，去進行天生應盡的工作，有強大的心臟動能，也有暢通的血管和充沛的血氧，一切細胞都能配合無間，遇到沒有養分，就努力的去爭取或賺取，一旦獲得就平均發送到所有細胞各

取所需，所以整個身體都感到非常的快樂，身體也能因此成長得快速。相反的，當我們年長以後的身體，在各個區位中有很多的細胞都是處在嚴重缺氧的情況下，但有些離血管或心臟靠近一些的細胞就能夠得到更多的血氧。

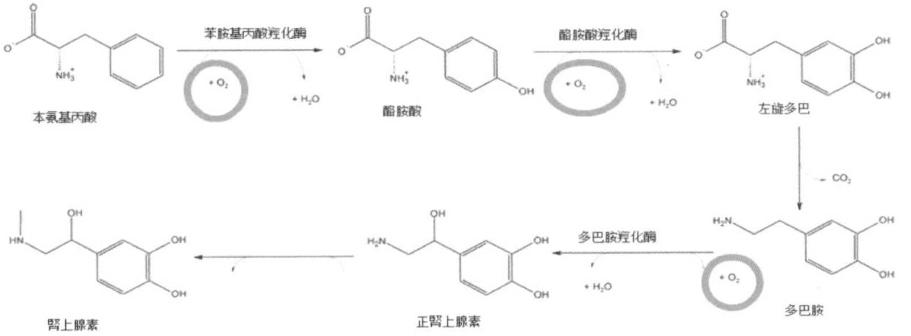

圖 22　大腦最中間的黑質區神經叢區塊是腦中主要分泌多巴胺神經物質的地方，人體許多諸如走路、彎腰、舉手等行動，以及諸如愉快、滿足、積極、愛慾等心理感覺，都是透過多巴胺的指令才能進行。當然由於製造它的關鍵酵素（酪氨酸羥化酶）必須是仰賴氧分子才能活化，因此也可以說我們必須在細胞富氧的環境下才能感到快樂及滿足，相反的當大部分細胞處在缺氧狀態下時，恐慌和憂鬱感的陰影將一直存在。

更甚者有些像大腦、心臟，四肢等重要部位就可以得到過多的血氧，其他器官就得苦哈哈的度小月。雖然還不到政令不出大腦這麼悲慘的情境，但是身體整個運作效率已明顯不如年輕孩童時期，既使我們得到的回報量比

孩童時期更多，但當平均到 65 兆顆細胞後，身體仍舊感到不足，畢竟大多數基層的細胞很多仍只是活在貧苦的水準線上，這也因此越到老化的身體越是很難得有如年幼時代的純情快樂發生。

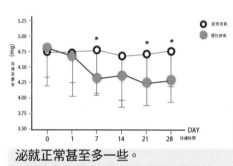

圖 23　專門生產腦內血清素的中縫核神經，其實就是個腦中血氧的偵測系統，只要身體是在慢性缺氧的狀態時，血清素的分泌就明顯的減少，相反的如果在富足有氧的情況下，分泌就正常甚至多一些。

前面曾經討論過，大腦最中間的黑質區神經叢區塊是腦中主要分泌多巴胺神經物質的地方，人體許多諸如走路、彎腰、舉手等行動，以及諸如愉快、滿足、積極、愛慾等心理感覺，都是透過多巴胺的指令才能進行。當然由於製造它的關鍵酵素（酪氨酸羥化酶）必須是仰賴氧分子才能活化[註 44]，因此也可以說我們必須在細胞富氧的環境下才能感到快樂及滿足，相反的當大部分細胞處在缺氧狀態下時，恐慌和憂鬱感的陰影將一直存在[註 45]。

很多讀者或許曾經聽過身體自己分泌的『快樂賀爾蒙素』，用專業一點術語就叫作血清素（serotonin），它

和前面的多巴胺神經傳導物質很類似，在大腦裡的血清素只在大腦中間一小處叫做縫核的神經區分泌，和身上的血清素涇渭分明，有趣的是當腦內的血清素分泌低下時，我們就產生憂鬱不安感；分泌多一點時，則立刻感到非常的快樂興奮及正面思考[46]。

越來越多的研究已發現這個專門生產腦內血清素的中縫核神經，其實就是個腦中血氧的偵測系統，只要身體是在慢性缺氧的狀態時，血清素的分泌就明顯的減少，相反的如果在富足有氧的情況下，分泌就正常甚至多一些[47]。這也應證了很多在高山缺氧的族群、以及貧血缺氧、心腦肺腎血管相關疾病等族群都有明顯憂鬱問題甚至有較高的自殺機率[48]。畢竟身體的能量不足，我們是得不到大腦神經給自己按個讚啊！

●●●缺氧型失眠

簡單的說因為大腦對能量重新分配不均衡或不足的一種缺氧的前期反應。

我們都知道睡眠是身體休息重整生理狀態的最重要過

程，當我們很疲倦時、很煩躁時、很受傷時……，只要能夠睡個好覺，很快的這些問題都可以在睡飽後獲得改善。畢竟我們一輩子有三分之一的時間是在睡眠狀態下，如果睡眠品質不好或者失眠的話，那白天精神就會萎靡不振，甚至頭痛冒痘等等，若是長期失眠的話，各種慢性疾病很快地就跟著上身囉！

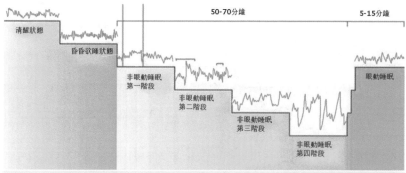

圖 24　正常人開始進入睡眠之際，他的全身大多數器官幾乎是進入靜止休息的階段，體溫降低、心跳減緩、連大腦神經的脈波也是漸漸變得遲緩，這個階段稱為非快速眼動睡眠 (Non-REM) 階段，從淺睡到深層的睡眠都有，正常來說這種睡眠大概佔了我們睡眠時間的 80% 左右，而且這段期間是不會作夢，也很容易被干擾吵醒的睡眠。緊接在前面這種方式之後的一個特殊睡眠時段，最明顯的特徵是睡覺者的眼球會快速轉動，我們稱這段期間為快速眼動睡眠 (REM) 階段，正常來說這種睡眠大概佔了 20-25% 的睡眠時間長度，每次大約是持續 90 分鐘左右。

或許讀者們曾經看過別人睡覺的樣子，有時平靜如兔，有時眼球會轉動，當然很多是打鼾如雷，更嚇人的是有

人在睡覺時竟然停止了呼吸。其實睡眠是有一定的規則律動的，當一個正常人剛開始進入睡眠之際，他的全身大多數器官（包括眼球）幾乎是進入靜止休息的階段，體溫降低、心跳減緩、連大腦神經的脈波也是漸漸變得遲緩，這個階段稱為非快速眼動睡眠（Non-REM）階段，從淺睡到深層的睡眠都有，正常來說這種睡眠大概佔了我們睡眠時間的 80% 左右，而且這段期間是不會作夢，也很容易被干擾吵醒的睡眠[註49]。

另一種睡眠的方式是緊接在前面這種方式之後的一個特殊睡眠時段，最明顯的特徵是睡覺者的眼球會快速轉動，我們稱這段期間為快速眼動睡眠（REM）階段，正常來說這種睡眠大概佔了 20-25% 的睡眠時間長度，每次大約是持續 90 分鐘左右，之後再重新進入到非快速眼動睡眠的階段。原則上夢都是在這個階段做出來的，而大腦和心臟在這個階段則是和白天一樣的賣力工作，也就是大腦需要相當於白天工作的能量在運作。如果一個人因為睡眠品質不好，像是打鼾或睡眠呼吸中止症等因素，而造成這段快速眼動睡眠（REM）的時間過短的話，即使他睡的再多，隔天也會覺得疲倦不堪精神不濟[註50]。

我的研究認為，睡眠的目的是為了將身體能量重新分配的一種生理過程。在非快速眼動睡眠（Non-REM）階段看起來雖然是讓全身機能休息停止，但是實際上卻是被神經興奮的傳遞物質：麩胺酸（glutamate）所刺激促進，反而這個神經興奮物質抑制快速眼動（REM）睡眠[51]。研究發現一般人只要快速眼動睡眠（REM）足夠的話，他的食慾就可以被控制而不容易過胖，反之，則喜歡多吃東西[52]。這是因為整個睡眠的過程是為了第二天的出發在做準備，身體必須將前一白天努力所獲得的食物，利用晚上的睡眠過程進行全身細胞的能量重新調整分配。

因此只要身體是在長期慢性缺氧的情況下，在夜晚睡眠時所進行的能量重新調整過程中，就會出現障礙，而導致進行快速眼動睡眠（REM）的能量製造不足而減少了這階段的應有時間。再加上長期慢性缺氧的狀態下所引發的慢性發炎所激發腦神經波動，造成進入睡眠前段的非快速眼動睡眠（non-REM）階段之腦波頻率無法緩降，因此要不就很難入睡，要不就睡得不好，更甚者是醒來後仍然沒有將能量調整完備而發生疲倦感。很多剛到高山

缺氧地方的人或者長期有壓力的人，常會發生失眠的情況就是前者的情況[註53]，而常打鼾、患有睡眠呼吸中止症、患有心血管疾病的人就更容易發生後者的情況了[註54]。

●●●缺氧型氣管過敏

簡單的說因為呼吸道細胞的氧氣不足而預先就發生慢性發炎，因而激化免疫功能，造成過度防禦。

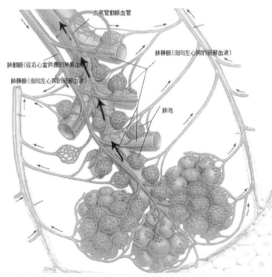

圖25　供給氣管的小型血液的動脈循環和肺泡交換後的肺靜脈相連通，因此氣管的血氧很容易被肺泡的大循環系統給稀釋掉，尤其是當它們在如心臟功能不佳或其他器官嚴重缺氧等等情況之下，造成肺泡大循環的血管收縮，因而使它們的血氧被分掉不少而造成慢性缺氧。

雖然說呼吸道是人體直接接觸氧氣的地方，但是裡面細胞的能量供應卻是得經過肺臟交換後，再經過心臟打進血管循環系統藉著末梢微血管的循環供應。由於這些氣管的小血液循環的血氧很容易的被肺泡的大循環系統給

稀釋，因此當它們在如心臟功能不佳或其他器官嚴重缺氧等等情況之下，造成肺泡大循環的血管收縮，因而使它們的血氧被分掉不少而造成慢性缺氧[註55]。

如同之前所討論過的，當細胞面臨慢性缺氧的時候，它們首先為了快速取得多一點的氧氣，便會釋放前列腺素造成慢性發炎現象以增大細胞空隙及血管通透性，當然同時也已引發了免疫的反應，簡單的說就是已派重兵駐守宵禁戒嚴管制這區域囉[註56]。如果這時候在空氣中出現了任何的病蟲細菌等等危害物，它們當然就會立刻反應而消滅，但是有一些類似的無害異物（如花粉等等），它們一樣會將它們視作叛亂分子，直接的調動大批軍警大動作地去撲殺剿滅。

同時氣管裡頭的細胞也因為長期處在慢性缺氧的情況下，因此在缺氧誘發因子的激發下，釋放大量的金屬基質消化蛋白酶（MMP）解脫原來細胞之間的束縛，當然也因為有了破壞才會有建設，使得隨後的纖維蛋白又大量的覆蓋修護在氣管組織之間，漸漸地使得氣管的內部管道空間越來越狹窄，當然裡面的絨毛也會越有機會接觸

到空氣中任何的微細顆粒，周而復始的缺氧、發炎、破壞、纖維化脹大……，使得氣管細胞變得更加缺氧而敏感脆弱。更慘的是那空氣，因爲人變擁擠了，品質變髒了，對誘發氣管的免疫發炎機率也就大大的升高了！

●●●缺氧型心肌梗塞

簡單的說心肌梗塞就像腦中風一樣的是一種超大型的急性缺氧傷害，有點像汽車的引擎因爲沒機油而過熱燒掉一樣。

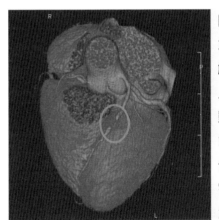

圖26　當身體自發性的溶解血栓或者隨後的搶救所施打的強力溶解血栓藥物，都會讓血液快速的流入因梗塞缺氧的心肌細胞中，這個動作在醫學界稱爲血液再灌流現象。這個搶救的動作雖然是必要，但是卻很容易造成細胞的二度傷害，因爲當急性缺氧的心肌細胞突然獲得到大量的氧氣供應時，細胞立刻重啟粒線體進行有氧呼吸，但這一開始將會釋出比平常多很多倍的自由基，而且當幾億顆細胞一起釋放時，這種破壞力比起完全缺血缺氧的情況還嚴重得多。

心肌梗塞是因爲血液中的游離血栓，在專門供應心臟的血管網（冠狀動脈）中任一地方梗塞卡住，造成血流堵

在卡住位置的前端瞬間形成高血壓。而在梗塞位置後端的所有心肌細胞則面臨完全無氧的局面，而被迫瞬間轉換成無氧呼吸代謝，在幾分鐘內因為能量掉落 19 倍而造成細胞直接死亡。離開遠一點的細胞可能有部分血液是透過其他血管的支援，所以雖然呈現嚴重的缺氧狀態，但細胞還不至於立刻凋亡。

問題就發生在當身體自發性的溶解血栓或者隨後的搶救所施打的強力溶解血栓藥物，都會讓血液快速的流入飢渴已久又虛弱無比的心肌細胞中，這個動作在醫學界稱為血液再灌流現象[註57]，這個搶救的動作雖然是必要，但是卻造成細胞的二度傷害，因為就像許久沒有發動的發電機或引擎一樣，一旦開始啟動，大量不完全燃燒的黑煙廢氣就即刻冒出四竄，同樣的，當急性缺氧的心肌細胞突然獲得到大量的氧氣供應時，細胞立刻重啟粒線體進行有氧呼吸，但這一開始將會釋出比平常多很多倍的自由基，而且當幾億顆細胞一起釋放時，這種破壞力比起完全缺血缺氧的情況還嚴重得多[註58]。

我從一位開業建築師的工作生涯，轉變成中年後重新再

投入生物醫學科技的研究領域，其實最大的因素就是我父親因爲心肌梗塞突然的逝去！這也成爲我研究如何解決缺氧性疾病的最大動力。其實像這種引擎直接燒毀的重大事件，發生的機率其實還是相當的低。最可怕的是在那比頭髮還細 18 倍以上的心臟小血管或微血管的血栓梗塞，雖然大多數的心肌細胞都是在微血管網中所包覆，但是這種微小梗塞的事件幾乎隨時都在發生，而這才是我們心臟力漸漸衰退的最大原因！

●●●缺氧型肝硬化

簡單的說因爲肝細胞的能量不足而啓動發炎，而爲了消炎，周邊的細胞則利用纖維化的防火牆阻止發炎蔓燒。

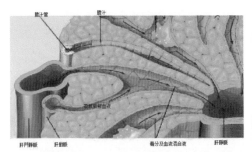

圖 27　當身體自發性的溶解血栓或者隨後的搶救所施打的強力溶解血栓藥物，都會讓血液快速的流入因梗塞缺氧的心肌細胞中，這個動作在醫學界稱爲血液再灌流現象。這個搶救的動作雖然是必要，但是卻很容易造成細胞的二度傷害 因爲當急性缺氧的心肌細胞突然獲得到大量的氧氣供應時，細胞立刻重啟粒線體進行有氧呼吸，但這一開始將會釋出比平常多很多倍的自由基，而且當幾億顆細胞一起釋放時，這種破壞力比起完全缺血缺氧的情況還嚴重得多。

由於肝細胞的平均血氧只有 1/4 是由新鮮的動脈血液供應，因此只要長期發生不正常的生活狀態或被病毒感染時，肝細胞很容易的就會處於能量供給失衡的缺氧情況。一般來說，所有細胞在初期缺氧時，它們都會先啓動小量的發炎機制[註59]，利用充血來擴充細胞之間的血氧以紓解燃眉之急，但同時也分泌大量的金屬基質消化蛋白酶 MMP 將細胞間質的纖維蛋白剪碎[註60]，這直接的啓動了在血管和肝細胞之間的肝臟星狀細胞，它們原本作爲結構功能的纖維母細胞，只要周遭有發生任何的破損，就會開始分泌纖維蛋白修復並包覆那些破損處[註61]。

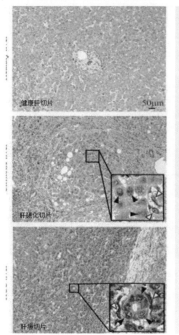

圖 28　在初期缺氧時，肝細胞都會先啟動小量的發炎機制，利用充血來擴充細胞之間的血氧以紓解燃眉之急，但同時也分泌大量的金屬基質消化蛋白酶 MMP 將細胞間質的纖維蛋白剪碎。圖中的運用免疫染色切片的方法顯示出肝硬化細胞及肝癌細胞大量釋出金屬基質消化蛋白酶 (MMP10) 的現象。
*** 特別感謝西班牙 Navarra 大學的 Dr. Carmen Berasain 教授及研究團隊授權提供研究成果。

這原本是像防火鐵捲門那樣的功能，用來防止病毒的感染擴散，但是當細胞長期慢性的處在這類的缺氧狀態中，於是進入缺氧、發炎、破壞、包覆、更缺氧……的惡性循環中。時間一久，肝細胞漸漸的就纖維硬化而成了『肝材』！

●●●缺氧型腎衰竭

簡單的說因為缺氧造成腎絲球過濾膜堵塞，引發自發性破損後而使過濾功能喪失。

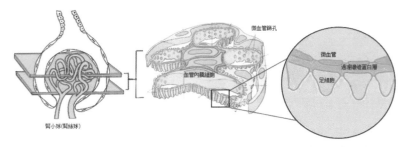

圖 29　腎絲球血管外面的微細濾膜片，主要功能是過濾掉一些不要的細胞代謝廢物而維持血液正常的運行。當血液的滲透壓難以通過這些濾膜片時，這些濾膜片和它們周遭相關功能的細胞（如足細胞）將因此缺氧。

腎臟的主要功能是透過包覆腎絲球血管外面的微細濾膜片，過濾掉一些不要的細胞代謝掉的廢物而維持血液正常的運行。當血液的滲透壓難以通過這些濾膜片時，這些濾膜片和它們周遭相關功能的細胞（如足細胞）將因

此缺氧，於是細胞群為了多取得些氧氣，將釋出發炎因子和金屬基質消化蛋白酶（MMP）等設法充血並將這片過濾膜剪些破洞以利通氣獲氧[註62]。

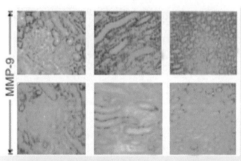

圖30 腎絲球外的足細胞為了多取得些氧氣，將釋出發炎因子和金屬基質消化蛋白酶(MMP)等設法充血並將這片過濾膜剪些破洞以利通氣獲氧。

***特別感謝美國國家衛生研究院基質生化研究部門的 Dr. KALU U.E. OGBUREKE 教授及研究團隊授權提供研究成果。

當然囉，起先原本該回收的一些較大尺寸東西（如蛋白質等），也會因破了很多大洞而漏出在尿液中，造成所謂的蛋白尿，而形成初期的腎功能衰竭現象[註63]。之後在這些細胞周圍的纖維母細胞也會因為纖維被破壞而活化再包覆腎絲球，慢慢地腎臟的過濾水分的功能漸漸就消失，而形成無法排尿的後期腎功能衰竭[註63]，於是你就被迫成了洗腎中心的貴客以及健保給付的超級大戶囉！

●●●缺氧型鼻竇炎

簡單的說因為鼻竇細胞缺氧引起慢性發炎，促使組織鬆

散而導致過度腫脹，最後透過纖維蛋白修補形成一粒粒像水袋一樣的水瘤鼻息肉。

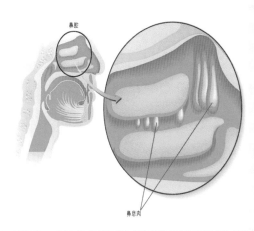

圖 31 當大量的鼻水鼻涕流入充斥在鼻腔之內，而這些破損的鼻竇外膜層周遭的纖維母細胞就得盡責地分泌大量纖維蛋白將這裡包覆覆蓋住。在重複多次的缺氧、發炎、破碎、液體充斥、纖維包覆…之後，漸漸的就向外形成一個像水囊袋子，之後不斷的充滿液體後，而形成腫瘤一般的鼻息肉，但是裡面卻充滿非常鬆散的組織液體及大量的各型的免疫細胞。

和前面討論過的呼吸道過敏很類似，慢性鼻竇炎也是因為長期慢性缺氧所引起的疾病。當供給鼻竇組織的血氧呈現不足時，鼻竇上的絨毛細胞為了獲得多一點血氧，則先是以釋放發炎因子造成短暫充血為手段，但因此也引發免疫系統的系列反應，包括白血球、巨噬細胞、肥大細胞等等的戒備，造成大量的淋巴液集中在這裡。同時為了解開細胞之間的束縛，所以還製造了大量的金屬基質消化蛋白酶 MMP 剪斷破碎細胞間質[註64]。

在這種情況下，大量的鼻水鼻涕就會流入充斥在鼻腔之內，而這些破損的鼻竇外膜層周遭的纖維母細胞就得盡責地分泌大量纖維蛋白將這裡包覆覆蓋住。在重複多次的缺氧、發炎、破碎、液體充斥、纖維包覆…之後，漸漸的就向外形成一個像水囊袋子，之後不斷的充滿液體後，而形成腫瘤一般的鼻息肉，但是裡面卻充滿非常鬆散的組織液體及大量的各型的免疫細胞[註65]。不只如此，周遭的組織如上下鼻甲或鼻中膈等等肌肉組織，也會因此變得水腫肥大[註66]。

形成鼻息肉也就算了，但是它們直接的擋在身上進氣的唯二出口，增加進氣的阻力而漸漸形成全身性的慢性缺氧，至少很多的睡眠打鼾及睡眠呼吸中止症等等問題都將接踵看得出來。

●●●缺氧型性功能障礙

簡單的說性的目的是為了傳宗接代，需要付出很大的能量及後續的生物責任，因此當處於慢性缺氧的相對低能量狀態下，性功能將被抑制。

性功能簡略的可以區分為大腦控制性慾功能以及生殖器官的性反應動作，而這兩項動作主要藉由大腦中的多巴胺和身上的睪丸酮分泌的多寡所主導，分泌的多則在適當的刺激之下就會發揮生物本性，但是一旦長期低於水平，則這方面的功能將趨於異常[註67]。

之前曾經討論過多巴胺這個控制我們動作的神經傳導激素，主要是在大腦中一處叫做中縫核裏頭的黑質細胞所分泌，這些細胞同時也對大腦中的血氧濃度非常敏感，它們透過一個叫做酪氨酸羥化酶的關鍵步驟來調控身體是否需要製造多巴胺。當身體處於缺氧狀態下，這個酵素就無法被活化啓動，因此基本上也將處於性慾低下得狀態[註68]。

不論男性或女性決定他們性行為及動作的關鍵賀爾蒙是睪丸酮，在男性的睪丸中以及在女性的卵巢中只要分泌濃度高於水平，他／她的性能力表現自然就提升。反之則性功能將非常低下。有趣的是生產睪丸酮的關鍵酵素（17β-HSD）和上面生產多巴胺的狀況雷同，在缺氧的情況下它的活性明顯的降低，同時不論是精子的數量以及活力也比起正常有氧的情況下少了很多[註69]。

另外許多男性特別在意的勃起能力問題，在近年許多的研究發現越是缺氧，勃起的困難度越大同時持續時間越短，例如平地的正常登山者當處在高山缺氧地區時，所有性能力相關的功能明顯的減退，但是一旦返回平地後，一切又都回復正常[註70]。其他像是因為慢性缺氧所誘發疾病，如睡眠呼吸中止症、高血壓、糖尿病、心臟病、呼吸氣喘病等等的病人，其實她們的性勃起能力都呈現相當明顯的退化[註71]。其實簡單的說是因為其他地方平常都已經相當的缺血缺氧，要再抽調集中到海綿體的能力當然受到明顯的挫折囉！

●●●缺氧型胃腸潰瘍

簡單的說主要因為腸胃道在長期慢性缺氧狀態下，所造成的酸鹼不平衡所產生的酸蝕現象。

胃是我們取得食物後最重要的溶解攪拌機，所謂的溶解就是利用胃壁皺褶深處的胃酸腺體細胞，大量的分泌氫離子到細胞外形成鹽酸，再將絕大多數的食物溶解成小單位以利吸收。然而在胃壁皺褶表面的大多數細胞則是扮演著攪拌機的腳色，因此一定得要耐磨及防強酸腐蝕，

因此這些黏膜細胞則是分泌著一層厚厚的鹼性黏膜，這層黏膜的鹼性物質主要是透過血液中的重碳酸和其他物質所構成。在正常情況下胃液中的酸度和黏膜上的鹼度剛好中和，形成一個酸鹼平衡的狀態[註 72]。

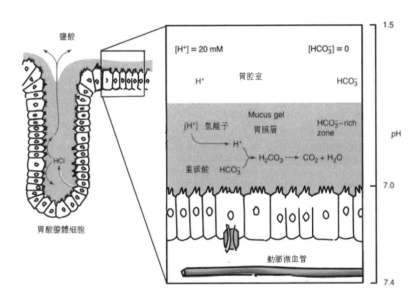

圖 32　當身體處於慢性缺氧狀態時，無氧呼吸代謝就發生在大多數的細胞中，反而使得血液中的重碳酸濃度減少而氫離子的濃度增加。這對於胃黏膜細胞所分泌的黏膜中之鹼度漸漸變弱，反而相對的使得胃酸腺體細胞的酸度原料大幅提高，在這樣的一消一長之下，黏膜當然很快的破損。

前面曾經討論過在有氧代謝時，除了能量之外還會產生二氧化碳，這個二氧化碳一旦離開細胞後便和水結合成重碳酸而進入血液，而後再到肺泡中交換成二氧化碳散

到大氣中。可是當身體處於慢性缺氧狀態時，無氧呼吸代謝就發生在大多數的細胞中，反而使得血液中的重碳酸濃度減少而氫離子的濃度增加。這對於胃黏膜細胞所分泌的黏膜中之鹼度漸漸變弱，反而相對的使得胃酸腺體細胞的酸度原料大幅提高，在這樣的一消一長之下，黏膜當然很快的破損[註73]。

雖然造成胃潰瘍的主要因子是幽門螺旋桿菌的侵襲以及非類固醇類的消炎止痛藥物所造成的，但是研究發現，對一個有氧健康的身體而言，由於細胞中的重碳酸濃度持續在一個水平之上時，即使幽門桿菌已經入侵寄生，也不至於會發生黏膜破損的情況，反而因此使細菌無法生存而被消滅。相反的也只有在慢性缺氧的身體環境下，它們才能活下來並潛藏在潰瘍的環境中[註74]。

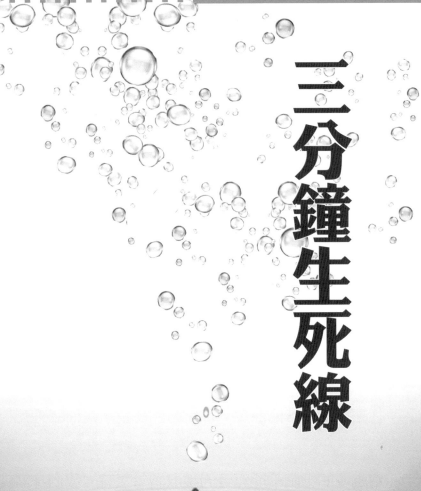

第 三 章

三分鐘生死線

空氣、水、陽光是我們熟知的生命三大要素，地球上的各種生物透過這三大要素形成一個共生的生態環境，對於人類來說，借由植物轉換陽光的能量而產生食物因此這三項都與我們活著息息相關。但是即使是挑戰極限的能人，或許可以在三星期不進食條件下活著、也可能在三天不喝一滴水狀況下生存，但是卻沒辦法在三分鐘沒空氣的情況下存活，這說明了我們身體非常依賴氧氣！

由於我們人體是由 37.5 兆個細胞所構成的聚合體[註1]，大多數細胞的存活了就決定我們是否能活著，而我們三分鐘都不能少的氧氣其實就是 37.5 兆細胞隨時都不可缺少的重要物質。為什麼呢？因為我們的細胞都得依賴氧氣，並透過它進行所謂的有氧呼吸代謝來『有效的』轉換成足夠維持生命的能量。相反的，若細胞沒有獲得到氧氣時，它們只能『很艱困』的利用所謂的無氧呼吸代謝產生微薄的能量，細胞將因能量不足而立刻死掉！

當越多的細胞都能充分的獲取到氧氣時，我們身體就會越健康；相反的當越來越多的細胞都無法得到氧氣時，我們的身體就會越來越差，局部的器官在這種情況下超

過一定的臨界值之後，器官就會壞死（例如腦中風、心肌梗塞）失去功能，而身體全面性的失去氧氣達三分鐘之後，也只能向親友說掰掰囉！

●●●令你健康的有氧呼吸

簡單的說：就是細胞能獲得到充分氧氣，同時又能有效的排除二氧化碳等廢氣的一種持續過程。你或許認為這實在太簡單，活了大把年紀無時無刻都在呼吸著氧氣，其實你或許不知道這過程卻是既遙遠又驚險萬分，很多人都是因為沒法達成這種呼吸而成了古人，讀者們切切不可掉以輕心啊！

我們身體大大小小的血管長度加起來總共大約有

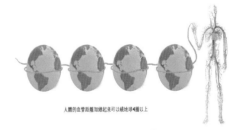

人體的血管距離加總起來可以繞地球4圈以上

圖 33 人類身體的血管長度（動脈、靜脈及微血管）加起來大約有 161000 千公里左右，足以繞地球的赤道 4 圈還有找！

161000 千公里左右[註2]，足以繞地球的赤道 4 圈還有找！而當我們吸了一口氣通過長長的肺氣管到達肺泡之時，空氣還是空氣，不過在濃度只有 20.9% 含氧的正常空氣裡，其中也只有局部的氧氣在 10% 的肺泡中被滲透擴散交換[註3]，並且被分配到八萬零五百公里的動脈血管網之

中，而同時進入血管的氧氣也沒辦法單獨的走動，它們必須搭上紅血球這個大游泳圈才能被運送到身體各處。當然氧氣搭上了大船並不代表就可以很順利的到達體內的世界各地，畢竟這漫長的路程都只能依賴『心臟』的馬力推送才能運行。

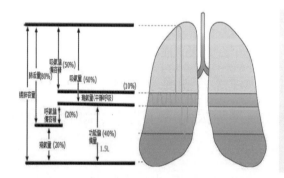

圖 34　在平靜的狀態下，一般人只有利用到 10% 左右的肺部體積，換句話說也只有 10% 體積的氧氣在肺泡中被滲透擴散交換。

我接觸過許多讀者其中有不少人還存在著錯誤觀念，認為細胞要獲得氧氣或養分就像我們用吸管吸飲料直接下肚般的是由微血管直接連上細胞一樣。其實真實的情況下細胞是一群群的活在微血管網包覆的社區裡，這情況就恰恰像是我們現在所構建的世界一樣，大的血管就像是國道高速公路，中型血管就像是市區中幾條重要的高架快速道路，而小的微血管就恰似在鄰里穿梭分割的道路及巷弄，你不可能在疾駛的高速公路或者快速道路上停下來買瓶飲料解渴，但是忙得沒法外出的你也只能依

賴快遞和貨運公司將車子停在路邊卸貨之後，再用人力
搬運你需要的東西上門。

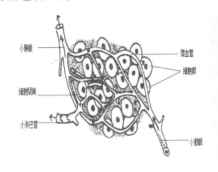

小靜脈　小靜脈
細胞間隙
小淋巴管

微血管
細胞群

小動脈

圖35　細胞是一群群的活在微血管網包覆的社區裡，像是現實世界一樣，大的血管就像是國道高速公路，中型血管就像是市區中幾條重要的高架快速道路，而小的微血管就恰似在鄰里穿梭分割的道路及巷弄。

在一個理想的社會中，基本上是人人有飯吃，家家有錢
賺，即使再偏遠地區的人也能夠享有同樣的福利，努力
工作的人獲得較多的回饋，所有一切都是那麼的和諧平
衡，大家都能路不拾遺，夜不閉戶，處處禮讓，不需爭
搶，譬如平常你所需的東西，定期就會自動的補充送到
你家門口，一點都不用擔心被人多搶了而有所短少。

同樣的情況，當我們身體處在有氧的呼吸狀態下時，基
本上所有的細胞都能夠得到充分的氧氣供細胞轉換能量
使用。當然要達到這樣的情況，除了需要有強大的心臟
力推動之外，還要有適當數量的紅血球、足夠活化的血
紅素、大中小都暢通無比的血管，最後還需要有適當的
血管到細胞間距等等因素的配合，才能達成這一境界。

一般來說 25 歲以前的正常人比較有機會能使全身細胞都在有氧的呼吸狀態，當然，一旦絕大多數的細胞都有氧時，身體自然就非常健康，同時自我也會感到有充沛的活力！

●●●蒙主恩寵的無氧呼吸

我用通俗一點的話來說其實就是『斷了氣』！而用科學一點的說法是：使細胞完全中斷氧氣供應的一種過程。

我知道所有讀者一定會問既然是斷了氣，那又何來的呼吸一說？這不是自相矛盾沒事找事嗎！沒錯的，其實對人類而言任何一個細胞、組織、器官而言，當連續沒有氧氣供應達三分鐘以上時，器官或組織將立刻失去功能，細胞也將在隨後凋亡。就如同溺了水、上了吊、瓦斯中毒等等悲慘事件一樣，這些情況的死亡都是使身體快速又完全地缺氧所導致的連鎖事件：停止了供氧→血液無法帶氧→無氧氣進入細胞→細胞內部改成無氧呼吸代謝（詳後討論）→能量嚴重不足→細胞停止運作→組織或器官失去功能→身體死亡→細胞凋萎死亡。

前面所說的對年長一點的讀者而言確實有點血腥，那讓我們縮小一點範圍來談談，譬如說那人人懼怕的腦梗塞中風吧，雖然對整個腦袋而言嚴格說起來這類的病不能算是絕對的無氧呼吸所導致，只能說是局部或極小部的無氧呼吸所引發的，畢竟在腦袋裡的主要血管都是相連通的，所以極少人會左右邊同時發生梗塞，但是卻相當容易在大腦的任一小部位造成無氧呼吸，也就是單一條血管發生梗塞阻止了氧氣的供給輸送，在梗塞部位下游的腦神經細胞群很快的因為沒有氧氣供給而轉變成無氧呼吸代謝，大量的腦細胞因為能量明顯不夠而立刻進入了停頓狀態，持續幾分鐘之後，這些細胞就開始凋萎，如果沒有能夠適時的保護，接著它們就快速的死亡，於是這些細胞所掌管的功能（例如語言、肢體動作等）就立刻失去，到這時候就是所謂的腦中風囉。

簡單講了身體和器官無氧呼吸的區別之後，我們再微觀一下細胞無氧呼吸的不同 如果在一個正常的社會之中，你急需要某樣賴以維生的東西，但是訂了好久說是已出貨了，但卻遲遲沒法送到，那問題不外乎是路上堵車或者搬貨的人從第一棟一樓送到第 60 棟 120 樓的途中出

了狀況。同樣地，當紅血球載著氧氣經過了大大小小血管的堵車終於抵達，舉例如左腳中趾第二關節的真皮層社區時，靠近血管的前面幾棟細胞群已經搶光了大多數的氧氣，後面的細胞只能眼巴巴地喊著不公平含恨而餓死！

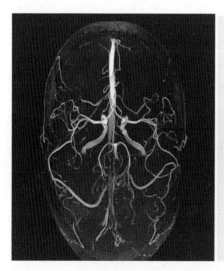

圖 36　大腦血管梗塞後所形成的腦梗塞中風。對整個腦袋而言只能說是局部的無氧呼吸所引發，在梗塞部位下游的腦神經細胞群很快的因為沒有氧氣供給而轉變成無氧呼吸代謝，大量的腦細胞因為能量明顯不夠而立刻進入了停頓狀態，持續幾分鐘之後，這些細胞就開始凋萎，接著它們就快速的死亡。

對於身體和器官的無氧呼吸雖然是致命或重大傷害，但是卻可以預防甚至控制，但那些自私的細胞當遇上有無氧的條件後，群體中總是有弱勢細胞因為爭取不到氧氣而發生無氧呼吸而快速的凋亡，就像我們天天掉落的頭皮屑、指甲、毛髮等等只是可看見的結果，但那些在表皮以下數以兆計的細胞呢？

●●●無藥可醫的缺氧呼吸

終於進入到本書的重點了！缺氧呼吸簡單的說就是：『氣不足』！也就是細胞間並沒能獲得充足氧氣供應的一種持續過程，是介於有氧和無氧呼吸兩個極端之間的常見情況。當然『氣不足』的情況可能是少一點點，也可能是缺很多，所以表現出來的病況也常有所不同，就譬如用高血壓作個例子，收縮壓在 130mmHg 的人及達到 160mmHg 的患者，在身體缺氧呼吸的程度上就有很大的差異。

健康的人所有的細胞都是處在平衡的狀態之下，也就是處在所謂的烏托邦世界下，『胞胞』都有氧的情況中。但是假設靠近血管的細胞它們活動量突然地增加，或者像是細胞都脹大（如脂肪細胞）等等因素，那原本的平衡就會被破壞，缺氧呼吸就開始發生。我們用之前的情景再描述一下：

當你急需要像食物那樣的東西養家活口，家裡存糧也都接近告罄了，可是定期送貨的貨車車隊卻一直沒來，打聽之下原來不但是路上堵車使得貨品緊缺，同時有

幾部車到貨了之後，貨品被離道路較近的前面幾棟人家多搶購了不少，輪到了你這戶時候已經所剩無幾，你還是有得吃，但是為了活下去，你一定會全家一起縮衣節食。以前一天可以吃三頓外加宵夜，做起事情來幹勁十足，但是現在則是一天一頓餐飯，除了餓扁了不想活動之外，保持體力維持下去才是王道。

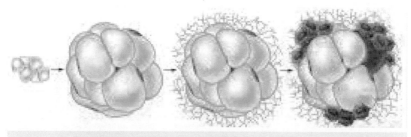

圖 37　脂肪細胞因為過度儲存油脂而漲大，使得原有的供氧平衡遭到破壞，原有內部細胞獲取氧氣的距離被迫拉長之後，因而發生慢性缺氧問題，而使得細胞由有氧呼吸轉變成缺氧呼吸。

相同的，在細胞群中當紅血球載著氧氣經過了大大小小血管的堵車終於抵達（例如左腳中趾第二關節的真皮層社區）時，靠近微血管的前排細胞群已經搶了大多數的氧氣，排在後面一點的細胞只能分到比正常少很多的氧氣，為了維持細胞的存活，細胞內只能進行部分的有氧代謝及部分的無氧代謝（我稱這種為缺氧代謝，詳後說明）以轉換能量，同時細胞除了一些比較重要的基本功

能（例如維持細胞膜完整）之外，其餘耗能的工作都得停頓。時間一久，這些餓得要死不活的細胞爲了求生存，就只能開啓窮細胞的另一類存活方式，我稱它做：進擊的缺氧！

細胞並不是像人類一樣還會爲了追求目標而力爭上游，它們要的只是怎麼求生存、掠取資源以及擴充地盤（其實人類也差不多）。因此當越來越多長期又慢性缺氧呼吸的細胞群發生之後，一連串進擊的基因將被啓動，包括啓動癌症的統帥 HIF，掠取資源偷接血管的 VEGF、FGF，啓動慢性發炎的 COX，造成癌症轉移的 MMP，使神經退化的 BACE，令血管收縮的 RhoA，破壞胰島素受體的 JNK……也因缺氧的主要發生部位而啓動。這一切進擊的反應也使得現今人類面臨到一堆以前少有、但卻又治不好慢性疾病出現，包括高血壓、癌症、糖尿病、阿茲海默氏症、高血脂、心臟病、經痛、子宮內膜異位症、不孕症、憂鬱症、失眠症、過敏、退化性關節炎……等等。

●●●完全燃燒的有氧代謝

前面所談的有氧呼吸主要是指細胞獲得氧氣的過程，而這裡所說的有氧代謝則是指在細胞中因為氧氣供應充足之後所發生的一系列變化。如果真要用簡單的話來形容的話，那就是『完全燃燒』的意思！

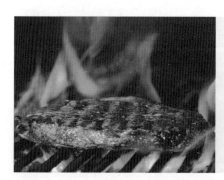

圖38 有氧代謝是指在細胞中因為氧氣供應充足之後所發生的一系列變化。簡單的說，就是『完全燃燒』的意思，也因此可以使原料完全被細胞所轉化利用。

每當在中秋節時，你在烤肉架上面擺了一堆的生肉鮮菜，如果沒有用火將它們烤熟的話，你實在沒辦法吃下去，可是常常在一些爐架下擺了一堆的木炭乾柴時，如果通風不足的話，常常又是升不了火而且還會發出濃烈嗆鼻的白煙。相反的，如果柴堆中的空氣流通，很快地就可燃起大火，既無濃煙而且上面的生肉生菜很快地就可以填飽大家的肚子。

人類細胞裡的情況其實和上面的情境很類似，一般來

說，我們所吃的五穀雜糧米飯麵食等等類的碳水化合物，進到肚子消化分解之後，都變成很小單位的葡萄糖分子散播在血管中（就是大家熟知的血糖）。當這些血糖滲透到細胞裡面時，會先經過幾道手續將它們再分解成可以『升火』的材料，就好像在森林裡上剛砍下的一棵大樹送到家後，得先經過曬乾分枝切塊劈材等等手續才能往爐架裡添柴的情況一樣，在細胞裡的這幾道手續我們科學家稱它做『糖解作用』，顧名思義就是將進入到細胞裡的葡萄糖再分解成更小單位的過程。

從細胞獲得到葡萄糖後，到切塊分解成可以放進爐子裡燃燒之間整個『糖解作用』的過程中，雖然得花不少的力氣及能量，但也多少可以獲得一點甜頭，到最後結算起來，每個葡萄糖分子總共可產生出 2 個生物能量（科學家叫它們作 ATP），以及 2 個可以放進細胞裡特殊爐子的小柴火：叫作『丙酮酸(Pyruvate)』的東西[註4]。

在繼續講有氧呼吸之前，讓我們先了解一下這細胞裡生物能量（ATP）的形式以及特殊爐子是什麼？現今生活裡

的食衣住行育樂等等動作已離不開『電』能，如果沒電
（這裡指全部沒電）一兩個小時，電話及手機不通、捷
運汽車電梯不動、喝水吃飯停擺、電腦機具工作停擺、
電視網路資訊封閉、冷熱通風調節停頓⋯⋯等等全面發
生，時間一久，我們的文明頓時得回到古時候的社會。

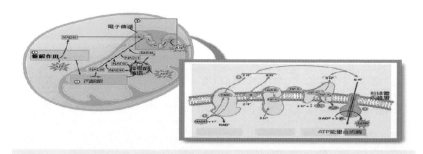

圖 39 細胞有氧代謝的能量生產過程。細胞在有氧呼吸的情況下，當
獲取 1 個葡萄糖分子並加上 6 個氧氣之後，總共可以的生產 38 個生
物能量，另外還附帶的產生 6 個二氧化碳以及 6 個水，其中包括在糖
解作用時所獲得的 2 個 ATP 以及在粒線體內所製造的 36 個生物能量。
這全部因為有氧所產生的能量代謝過程稱作：有氧代謝。

同樣地，細胞內各處在用『電』就像是用電池那樣，幾
乎任何一項動作（如維持細胞膜完整等等工作），都需
要用掉好幾個像電池一樣的 ATP 生物能量。而製造這些
像電池功能的 ATP 爐子工廠，科學家稱它作『粒線體』，
它的主要功能就像是一座小型的火力發電廠一樣，將柴
火經過燃燒過程獲取熱能再轉換成電能的小型儲存單

位：ATP 生物能量。重要的是，在最後轉換電能步驟中，需要 1 個氧分子將 2 個氫離子中和成水 (H_2O)，同時電能將可以『灌』進小小的生物電池中成為可用的 ATP 生物能量[註5]。

當你在烤肉如果空氣流通同時柴火也充裕的情況下，你的爐火將燒得又大又旺。同樣地，當你的細胞是處在有氧呼吸的情況下，氧氣充分時生物能量將可以被充分的製造出來，經過好多位諾貝爾得獎的科學家精密的計算之後發現，在有氧呼吸的情況下 1 個葡萄糖分子加上 6 個氧氣之後總共可以的生產 38 個生物能量，另外還附帶的產生 6 個二氧化碳以及 6 個水，其中包括在糖解作用時所獲得的 2 個 ATP 以及在粒線體內所製造的 36 個生物能量。這全部因為有氧所產生的能量代謝過程，我們稱作：有氧代謝[註6]。

●●●五窮六絕的無氧代謝

之前所談的無氧呼吸主要是指細胞沒法獲得氧氣的過程，而這裡所說的無氧代謝則是指在細胞中因為沒有氧氣的供應之後所發生的一系列變化。無氧代謝其實

是相對於前一題中所說有氧代謝的一種過程，用簡單一點的概念來說，無氧代謝其實是一種『完全不燃燒』的代謝過程。可是這種燒不起來的代謝方法卻已經主宰整個地球達 21 幾億年以上的生命[註7]，同時我們現在的生活及生命中又不能沒有它的存在，因為幾乎所有的細菌都是利用無氧代謝在生存的，我們每個人身體的內外（以腸胃道中為主）都共生著 100 多兆個左右的細菌[註8]，沒有它們的存在，我們便沒法消化而獨活，歷代凋亡死去的動植物及垃圾殘渣也都因此不腐爛而堆滿地球。

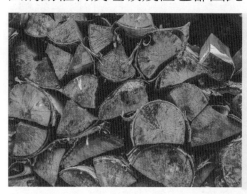

圖 40　無氧代謝是指在細胞中因為沒有氧氣供應而所發生的一系列變化。簡單的說，就是『完全不燃燒』的意思，也因此使原料不能被細胞燃燒轉化，而只能利用很低效能的基礎分解作用。

就像前面中秋節的情景一樣，假設準備了一堆的生肉鮮菜要烤肉，結果沒有火也沒有柴，那這些食材該如何入口填飽肚子呢？聰明的主婦就會將肉用醃的、鮮奶轉成酸奶、青菜釀成泡菜等等的手段將它們轉成可以填飽肚子的東西。只不過可能得等個幾天到幾個月的時間才能下肚，相信大多數人可能就會因此餓死。

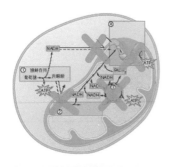

圖 41　細胞無氧代謝的能量生產過程。細胞在無氧呼吸的情況下，當獲取 1 個葡萄糖分子之後，運用糖解作用分解成『丙酮酸』的過程中，可以獲得到 2 個 ATP 生物能量，而後因為沒法進入到粒線體裡面燃燒轉換，所以迫於無奈只能先轉換成 2 個乳酸以及 2 個氫離子退送出到細胞外。這全部因為無氧所產生的能量代謝過程稱作：無氧代謝。

同樣地在我們的細胞裡，當細胞分配到一些的葡萄糖之後，一樣會依流程先進行『糖解作用』將它們分解成小單元。但是如果身體因故只能在無氧呼吸的狀況時，沒有氧氣可以燃燒轉換能量，細胞只能將這些剁好切碎的材料回收儲存繳回公庫再利用。在糖解作用的過程裡，一個葡萄糖分子分解成『丙酮酸』的過程中可以獲得到 2 個 ATP 生物能量，而後因為沒法進入到粒線體裡面燃燒轉換，所以迫於無奈只能先轉換成 2 個乳酸以及 2 個氫離子退送出到細胞外面後再讓血液回收掉囉[註9]。

由於一個葡萄糖只能轉換成 2 個 ATP 生物能量，對於細菌來說或許還勉強可以滿足生命的需求，可是對於我們的細胞來說則是明顯的不足，至少從原本有氧代謝時的

38 個能量一下子降到成了 2 個 ATP 生物能量，當這情況持續幾分鐘後，細胞將會因為能量不足而瓦解死亡。這就像原本一個家庭努力工作後可領到三萬八千元的薪水足夠一般的開銷以及小康生活，但是若一下子因為失業等因素全家既使再努力也只能領到 2000 元的酬勞，當這種情況持續一陣子時這個家庭一定會破碎，局部地區發生這類情況之後，動盪及暴亂的社會問題也立刻會顯現的情況相當雷同。

●●●濃煙四溢的缺氧代謝

也如同前面缺氧呼吸裡所說的，缺氧代謝是介於有氧代謝和無氧代謝兩個極端之間的細胞代謝過程。簡單一點說其實就是『不完全燃燒』的代謝過程！

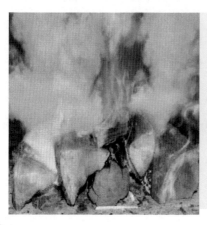

圖 42　缺氧代謝是指在細胞中因為沒有足夠的氧氣供應而所發生一系列的變化。簡單的說，就是『不完全燃燒』的意思，也因此使原料不能被細胞完全地燃燒轉化，細胞有時只運用無氧代謝，但有時卻得啟動粒線體進行有氧代謝，除了能量明顯不足之外，也因此連帶發生細胞內不完全燃燒的問題。

雖然這類代謝似乎僅僅只是介於有和無之間的灰色地區，但是卻演化出許許多多人類到目前都無解的疾病，畢竟上世紀裡的科學研究絕大多數只求是或非、黑或白等等現象，可是現實世界上這類的現象卻又是極少發生，大多數的問題都只存在這兩者之間，這也是為什麼對於大多數慢性疾病而言以主流的西方醫學鮮有治癒方法的根源問題所在。

讓我們再回到中秋節烤肉的情景，當滿滿的木炭柴火報紙塞滿在烤肉架下面的爐子裡時，不但原本已經燒著的火勢突然的會變弱，而且很快的濃煙就會大量的溢出，爐子上的生肉鮮菜也會因為斷斷續續的不穩定的溫度而難以熟熱。我們都知道各式的發電機、車輛引擎、瓦斯爐具、木炭火爐等等，任何的不完全燃燒都會產生大量致命的毒煙（包括一氧化碳等）。同樣地，當細胞在氧氣不足時的缺氧代謝過程中，所發生的第一個現象就是在粒線體內部將產生大量的自由基。這是由於不穩定的氧氣供應使得粒線體上面傳遞電子的過程受到干擾停頓後，游離電子造成大量自由基，同時直接溢出到粒線體四周，破壞 DNA 及所有胞器（包括粒線體本身）及細胞

膜等等物件，而讓細胞受損甚至突變^{註 10}。

我們再借用一下家庭收入的情境，前面曾說過一個原本穩定有著三萬八千元的家庭，如果突然失業既使他家非常努力爭取也只能領著二千元的補助時，相信這個家將會因為維持不住而破裂。換個場景，如果一個家庭原本有著三萬八千元的穩定收入，結果因為不景氣等原因被迫薪資減半為一萬九千元的薪水時，我想很快的這個家庭就會進行幾件事情，包括減低所有不必要的開支，如旅遊、換車、裝修、生小孩、交際應酬、補習費……等等，開始過著省吃儉用的生活，同時也會開始找找外快、拜託關係提攜一下等等動作。簡單的說既使再努力，在同樣時間和環境下生活品質變得越來越差了。

細胞也一樣，原本在有氧代謝的情況下，每次葡萄糖一進來就可以獲得 38 個 ATP 生物能量，舉例來說當氧氣供給減少一半等因素，使得生物能量頓時減低了 19 個，這剩下供使用的能量可能只夠維持細胞的最基本生存需求，其他例如修復 DNA 的破損、再分裂複製一顆相同的細胞（骨髓、表皮）、伸展運動（如心肌、

腸胃道）、排毒分解代謝（如肝臟、脾臟、胰臟）等等
工作自然是暫時停頓，等有力氣時再進行囉！

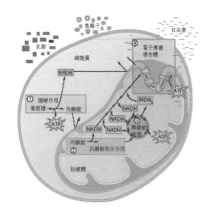

圖43 細胞缺氧代謝的能量生產過程。細胞在缺氧呼吸的情況下，當獲取1個葡萄糖分子之後，除了運用糖解作用分解成『丙酮酸』的過程中，可以獲得到2個ATP生物能量之外，但因為沒有足夠的氧氣在粒線體裡面燃燒轉換，所以仍然會產生乳酸以及氫酸離子，同時也會產生不足量的能量及大量的自由基溢出及其他代償動作。這全部因為缺氧所產生的能量代謝過程稱作：缺氧代謝。

當然，細胞為了要活得更好，在沒有辦法取得更多的氧氣之前，它們當然會利用無氧代謝的途徑來彌補失去的能量，那就是：多吃一點！假設就像上一段的情況少了一半左右的能量，那麼細胞則必須再補充『吃』進9.5倍的葡萄糖，同時運用無氧代謝將每個葡萄糖產生2個ATP能量才可以達成啦。這也是為什麼許多糖尿病的患者在沒發病前早期身材較多偏胖的主因之一[註11]。

其實這還不打緊，問題就出現在當細胞多吃進9.5倍的食物時，無氧代謝就會產生18倍的乳酸以及18倍的氫

離子。許多的無氧運動或工作如激烈的短跑、舉重、搬重物等等動作都會讓人覺得肌肉痠痛，其實都是因為大量的乳酸堆積在肌肉細胞群之間沒有排出所導致的。雖然很困惱人，只需貼貼藥布泡泡熱水疏通血液一下也就解決了。但是要特別注意的是大量的氫離子溢出將造細胞外面及血液呈現酸化現象，而長期的細胞酸化將造成細胞膜崩散破損，這除了讓癌細胞有機可乘之外，同時還是血管破損及動脈硬化的根源所在[註12]。

●●●慢性缺氧比急性可怕

在我們生活的環境中幾乎每年的夏天都會有許多的颱風發生，以它的強度和破壞力來說如果沒有事先的準備和預防的話，確實很容易受到傷害。但是這幾年下來由於人們的已經意識到它的可怕，所以既使發生很強的颱風，災害的損傷已經不像是幾十年前那時的悲慘了。相反的，因為長期的慢性汙染所造成的地球暖化問題，經過一百多年的累積之後已經漸漸的浮現出來，未來單單北極的融冰就將造成十幾億人口得被迫遷移他處，更不用說這期間所發生氣候極端所帶來避無可避的災難。

我們周遭大約有 1965/100,000 的人會面臨到急性缺氧問題[註13]，當像是中風、心肌梗塞、高山症、溺斃、失血等等事件發生之際，我們自己或周遭的人在動作上會想辦法急救或送醫治療，在身體內部裡也會啟動防止急性缺氧的機制，像是溶解血栓的尿激酶會被大量的釋出等等手段[註14]，最重要的是我們都明白它的可怕，所以平時就想辦法預防它的發生了。

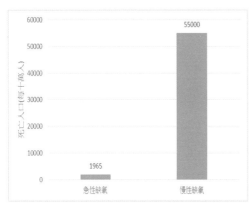

圖44　急性缺氧與慢性缺氧的比例。大約有 1965/100,000 的人會面臨到急性缺氧的疾病，但是卻有約有 55,000/100,000 以上的人面臨到慢性缺氧問題所產生的疾病。

雖然大約有 55,000/100,000 以上的人發生了慢性缺氧的問題[註15]，可是對於他們來說，或許人們根本都還不知道它是怎麼回事，或許即使知道了也可能將它當成耳邊風不在乎，甚至有些人明白了它的可怕卻也對它莫可奈何……等等，只知道當血壓升高時就用點藥將數字壓一壓，血糖飆升時就吃點藥將糖分降一降，痠痛疲倦時就吃點興奮劑提提神……，一直等到那一天不舒服或健

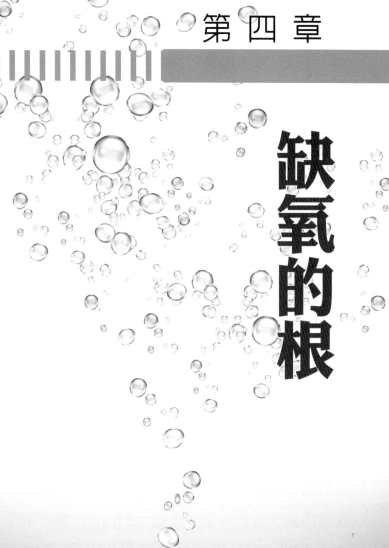

第 四 章

缺氧的根

●●● 人體本身的缺氧主因

記得有很多的廣告詞或歌詞裡都曾寫過像是『永遠有效啦！愛你到天荒地老啦！終生保固啦……』等等，現在看起來似乎都像胃腸所放出的甲烷一樣虛幻！人其實就像一部車子一樣，當新車出廠之際，馬力和車況都在頂峰完美的時期，但是一旦過了保證期限，就開始每況愈下毛病不斷！簡單的說，你總不能期盼你那台開了 20 多年的老車還像新車一樣夠力吧！

許多的生理研究已經發現，當我們到 25 歲以前基本上人體的最大攝氧量（VO2max）是維持在正常的水準，但是之後卻是每年減少 1% 以上的攝氧量[註1]。用簡單的計算概念，那麼當我們年紀達到 45 歲時，攝氧量已經減少了 20%，在 65 歲時就少掉了 40% 的氧氣量，這意思是說隨著我們歲數增加則平均每 10 年就會減少 10% 的身體能量。這似乎是很難避免的情況，雖然有著幾十種的非主要因素（容後討論）交替作用著，但是最最根本的主要原因仍然是那顆身體的引擎：心臟，它的效能變差了。

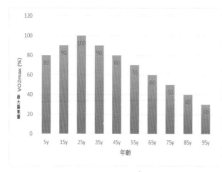

圖45　25歲以前，基本上人體的最大攝氧量（VO2max）是維持在正常的水準，但是之後卻是每年減少1%以上的攝氧量。也就是說隨著我們歲數增加，則平均每10年就會減少10%的身體能量。

更糟糕的是，假設當我們騎著50cc的小摩托車，並且天天都得爬著陡坡才能到達目的地的情況下（例如騎上陽明山），一旦發現車子的馬力不夠變慢時，多數的人不外乎用力點催油門加些油，要不然就是換成低速檔讓引擎自發的多耗點油。久而久之雖然目的達到了，可是不出幾年小綿羊機車也將很快的報銷掉。25歲以後，不管是工作、事業、飲食、社交、家庭等等都是現代文明下的人生另一個新的衝鋒階段，而你的心臟如果出廠時就註定像是一顆50cc小摩托車的引擎，同時平常也都不保養時，可能不用到45歲時，你這台車子可能將會提早報廢或者進廠大修囉！所以人為什麼會缺氧？簡單的說就是心臟不夠力了！

●●●空氣環境造成慢性缺氧

前些時候在北京待了一陣子之後，才發現許多長期住在

那裏的朋友生活的真不簡單，滿城都是棟棟相連高層樓的公寓，空氣總是灰濛濛充滿著塵霾，出門在外所到之處都是人擠人，大小公路幾乎都是車堵車，家家都得買水喝或裝設濾水器，打開窗戶都是空調和汽車轟轟聲音不斷入耳，人與人講話溝通的速度越來越快……等等。據統計光是霧霾這個因素，每年就已經使得二百二十三萬死亡，同時還使得一百多萬因而就醫[註2]。其實也不光是北京如此，整個世界從人口集中都市化之後，像這類的城市越來越多而且環境也越加惡化了[註3]。

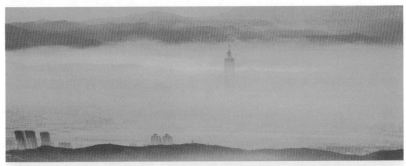

圖46 人口都市集中化後，大城市的空氣經常總是灰濛濛充滿著有害微粒的塵霾。

環境污染的因素很多，但是空氣、水、噪音的汙染、以及長期的緊張、壓迫、鬱悶心理汙染，都是減少細胞獲取氧氣的重要因子。長期的噪音、以及緊張、壓迫、鬱悶等等屬於心理及精神層面的汙染，我們將留在後面再

討論。然而最近在媒體上經常出現的 PM2.5 塵霾問題，大家所擔心的好像只是擔心吸到髒空氣可能會致癌等等直接的病變，但是真正要警覺的卻是這些塵霾長期所造成身體慢性缺氧的衍生。

所謂的空氣汙染主要是指在空氣中所懸浮的微細粒子，較大的微細粒子往往會被纖毛和黏液過濾，無法通過鼻子和咽喉。然而尺寸小於 10 微米（PM10）的微細粒子即可以隨著呼吸穿透這些屏障達到支氣管及細支氣管壁。而直徑小於 2.5 微米（PM2.5）的微細粒子，不但有更強的穿透力，可能抵達肺泡裡面，同時更容易吸附有毒害的物質（如重金屬、有毒微生物等），直接干擾肺泡內的氣體交換[註4]。若是直徑再小於 100 納米的超細微粒，則將會通過肺泡進入血管循環系統，遊走全身並影響血管壁及細胞[註5]。

當我們吸入這些含懸浮微細粒子的髒空氣後，敏感一點的人打幾個噴涕或許就能將那些大尺寸微粒噴出一些，但是那些 PM10 以下的空氣微粒依然吸進你的氣管裡。在氣管裡的絨毛接觸這些 10 微米空氣微粒之後，免疫

力正常一點的人就會透過絨毛蠕動，利用這些動作將這些微粒咳出體外。但是當這些微粒大軍再深入並黏著在支氣管壁之後，體內的免疫系統將被啓動以清除這些外來微粒，因而引起痰液甚至引發支氣管發炎[註6]。一旦當那些更小的 PM2.5 微粒進入到肺泡時，這些微粒將會分佈在肺泡底部。肺泡內的巨噬細胞很快的就開始出現捕捉這些 PM2.5 微粒，當然痰液和發炎反應也將一併引發[註7]。原本我們身體吸塵器內的過濾系統在這種情況下運作還算穩當，但是當這些微粒的本質遭到變異時，問題就出現囉！

由於這些小微粒常常是由硫化物（如火山灰）或碳化物（如焦煤、柴油）等等基本材料所組成，它們之所以形成極小的微粒，常常是因爲燃燒不完全所導致。例如像成分不好的煤炭在不完全燃燒之下，內部所含的水分子將因熱而膨脹，促使炭球崩散，這類型煙塵的外型絕非是圓形，常常都是尖刀狀或針刺狀的不規則體，更慘的是藉由不完全燃燒的作用，這些浮塵外面就像靜電一樣，都形成帶很多正電或負電的微粒，當溢出在空氣中時很快地就吸附上一些氣化的化學物質（如多環芳香烴等苯類）等等。

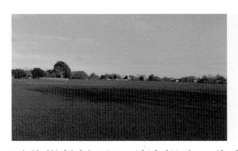

圖 47　紐西蘭的空氣品質。藍天、綠地、以及純淨新鮮空氣的人類理想生活環境。

這些微粒被吸入到肺部時，許多支氣管絨毛細胞、肺泡細胞都直接的被『刮』得傷痕累累，再加上這些原本就是硫化物或碳化物或鹽類等特性，遇到水之後就直接形成了硫酸、碳酸、鹽酸等類的強酸或強鹼溶液，絨毛細胞及肺泡細胞的它們的細胞膜很快的就破損[註8]，雪上加霜的是 微粒上面所沾附上的如多環芳香烴類化學物質，將很容易的從破損處進入而直接作用在 DNA 上面，多一些突變的 DNA 時，癌症將很容易被啓動[註9]。一旦細胞受損之後，這細胞周圍除了將直接啓動發炎情況之外，之後也會被纖維蛋白等物質所修復而形成一小塊一小塊的傷疤，時間一久之後就變成俗稱的『菜瓜布肺』也就是肺部支氣管及肺泡纖維化。

人的肺臟大約有 5 億多個肺泡，平均每個肺泡直徑約 0.2 毫米，因此全部泡肺總面積就是 70 平方公尺上下[註10]。而我們每天平均得吸進 12 立方公尺的空氣，如果

用台北的 PM2.5 數值平均每日每立方公尺的空氣有 28 微克來計算[註11]，一年下來台北人的肺泡裡大概沉積了 122,640 微克的微粒子，如果精密的計算後，那至少有 7.5~8 億顆像子彈一樣的微粒子會射進我們的肺泡內。在我們像網球場面積大小的肺部內的每 0.1 平方公釐的地方都鋪滿毒性煙塵……。十年下來如果持續的住在這類環境生活的話，細胞缺氧的情況絕對比住在紐西蘭高出太多太多了！

●●●心理因子造成慢性缺氧

簡單的說是現有慢性西藥物和心血管問題所造成的！

根據世界衛生組織預估到了 2020 年時在全球十大「疾病與傷害」當中，憂鬱症將排名第二[註12]，僅次於心臟病。當然這還只是指憂鬱相關的病症，包括躁鬱、恐慌、強迫、焦慮症等等問題，如果加上前面所提過的環境噪音的汙染、以及長期的緊張、壓迫、鬱悶等等心理問題的汙染的話，那我估計幾乎人人都會有這類的毛病。事實上自從人口都市化、信仰崩潰化之後，就在短短的百年時間內，精神方面的問題一直是沒法妥善的解決，尤其

網路及手機等工具出現之後，爆量的資訊更是讓更多的人發生心理上的問題。

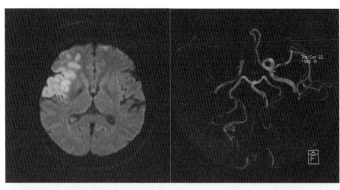

圖48 透過核磁共振影像分析的突破，發現許多中老年人的心理問題，其實大都是因為大腦皮質下面的中腦區慢性梗塞所致。而這些疾病歸根都源於缺氧所造成。

在目前的絕大多數的科學家對於心理問題都只聚焦在神經層面的研究，認為神經細胞的分泌和調控發生了缺陷才導致心理問題，譬如因為單胺類神經遞質（如血清素、多巴胺等）的分泌減少了，所以才會發生感到憂鬱、恐慌、或焦慮的心理情況出現[註13]。近年來透過核磁共振影像 MRI 分析的突破，發現許多中老年人的心理問題，其實大都是因為大腦皮質下面的中腦區慢性梗塞所致[註14]。這些新的發現其實歸根都源自於缺氧。

我們就以血糖低下的例子來說明，每當血糖降低或肚子很餓的時候，我們的脾氣就開始容易暴躁發怒，這是告

訴我們身體的能量不足了，不能再嘻皮笑臉遊戲人間囉，需要很『認真』的去尋找食物，所以分泌一堆的腎上腺素，讓我們打起精神努力工作。相反的，每當填飽了肚子之後，我們身體就會分泌一大堆的血清素及多巴胺獎勵我們身體，除了讓我們快樂之外也讓我們能夠好好的休息打個頓睡一下[15]。可是這些獎賞類的神經分泌物質都在我們的中腦區的下視丘、海馬迴、腦下垂體等處製造分泌，一旦這些地方漸漸梗塞萎縮之時，本來在身體努力過後的應有獎勵變少甚至沒有了，所留下的只剩憂鬱、恐慌、或焦慮的情緒回饋……。

當身體得到的賞賜越來越少之際，身體為了獲取更多的歡愉，勢必將更努力的去滿足能量的需求，包括透過加劇血管的收縮讓血壓增加一些（高血壓）[16]，以使身體處於緊張備戰的狀態；當然也包括多吃多喝讓身體肥一點（肥胖症）[17]，以利多儲存一點的食物原料戰鬥；當然也會透過生活工作及社交上的行為改變，包括過度積極的態度（強迫症）[18]、減少分享的態度（自閉症）、減少傳宗接代的必要（性冷感）[19] 減少睡眠的時間（失眠症）[20] 等等初期行為的改變，可是這已經不是他個

體努力就可以改變，而是獎賞的機制被破壞了。

一旦陷入這種心理補償缺陷的惡性循環一陣子之後，心血管問題及代謝問題的症狀將更加的浮現，使得絕大多數的患者就會長期依賴現有極短線的治標藥物（所有的降血壓藥、部分降血糖藥及精神用藥），但是這些藥物改變了原本身體代償的補氧功能，例如原本就缺氧的地方透過血壓增加而供給到氧氣，但是所有降壓藥物卻硬是要讓末梢的血液壓力降低[註21]，長期之後只會讓身體常態總能量變少並使細胞缺氧問題更嚴重，從而使這些心理精神問題變本加厲的惡化！

●●●飲食因子造成慢性缺氧

我們都從太多的資訊中聽說過心血管疾病以及代謝疾病基本上都是『吃』出來的問題，但是你或許不知道這些問題根源其實都是因為食物在身體的燃燒不完全讓細胞缺氧所導致的，簡單的說是食物的質和量不對才讓細胞這個爐子出了問題！

讓我們先看一下食物中比較嚴重的『質』問題，暫且又再回到中秋節烤肉的例子來說 當爐火已經燒起來之後，有人突然的就把爐子的進氣門關起來的情況類似，也就是將我們身上原本的要給細胞的氧給阻擋了一樣，於是身體的能量也將巨幅跌落。在我們日常食物中就常常可以發現這類東西，包括鹹魚、鹹蛋、醃菜、鹹肉、火腿、香腸等等醃製食品[22]，還有一些屠宰了很久但看起來卻很紅的鮮肉，隔夜熟白菜、酸菜及芹菜[23]、以及反復燒開的水等等，這些東西都內含一種物質：亞硝酸鹽類。

提到亞硝酸鹽，很多人甚至還會認為它是一種致癌物[24]（詳後），可是在許多的天然食物裡（如芹菜等）以及藥品（如血管擴張劑、硝酸甘油（詳後））裡頭早就不知道用過多少了[25]。它的主要問題就是在血液中會氧化血紅素，使血液失去輸氧能力[26]。雖然人體能藉由正常代謝機制來還原血紅素，但一時攝入過多或者長期的使用之後，慢性缺氧的威力就漸漸浮現。

另一類食物中『質』的問題，以烤肉的例子來說，假設剛開始起火時，爐子裡面擺了一些的潮濕的木炭木柴，

盡管你用再好的火柴或火種以及多用力的煽風，恐怕除了燒不著之外還將影響其他的東西燃燒，同時引發一堆嗆鼻的濃煙罷了！在我們的日常飲食中就有一些這類的原料，例如：大多數的冰品冷飲在胃腸中就是這樣的概念。

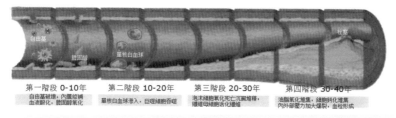

圖 49 慢性缺氧導致動脈血管硬化或粥狀狹窄化。慢性缺氧造成粒線體產生大量自由基溢出，加上過多的乳酸及氫離子的酸化作用，直接破壞周邊血管內膜層。隨後藉由缺氧而增高血及膽固醇之形成，而使血管內膜破損的修補過程產生膽固醇氧化現象，進而引發單核白血球侵入並轉變成巨噬細胞吞噬膽固醇，因而滯留成為無法回復的泡沫細胞。在不斷破損、修護、滯留的循環累積，多年之後血管壁就形成動脈粥狀硬化。血管將會變得漸漸狹窄，氧氣的供應也就越來越少。

接著我們再討論一下食物中『量』的問題。一樣是中秋節烤肉的火爐，但是當一下子塞進一堆的柴火木炭時，空氣流通不好，火很快的變小同時還有一大堆的濃煙溢出。我們身體的細胞其實都很貪心，一旦送上門的東西哪有往外推的道理，於是能夠送進粒線體讓它燃燒轉化

能量的東西，當然就想辦法使勁地往那爐裡送，但是由於氧氣的數量是相對既定的，於是大多數的醣類就只能在糖解作用後，再轉化成乳酸隨著氫離子排出到細胞外。問題就出現在過多粒線體的燃燒轉換將產生過多的自由基溢出[註27]，加上乳酸及氫離子的酸化作用，使得周邊血管的內膜遭受破壞損傷。這個現象就會引發細胞修補和慢性發炎的過程，久而久之，血管壁就形成動脈粥狀硬化（詳後談）。血管會變得漸漸狹窄，就像糖尿病患者的腳部血管那般，氧氣的供應越來越少囉！

另外一種食物的『量』問題，也是目前最困惱大家的煩惱：食物過量！同樣是類似上一段的情況，當過多的醣類塞不進去細胞裡的粒線體燃燒時，多餘的就會被排到血液裏頭回收，這麼多的資源身體怎麼能放棄，於是身體裡重要的儲藏細胞：脂肪細胞，就開始將這些多餘的原料轉化成脂肪酸，同時儲存起來備用。問題就出現在當脂肪細胞很努力地儲存一堆脂肪之後，原本正常可以吸收到的氧氣的距離（指微血管和細胞之間）[註28]，漸漸的因為脹大的關係而越拉越遠，當距離拉大到2倍時，能量就減少了一半，可是當距離拉長到 10 倍甚至 50 倍

以上時（脂肪細胞可以脹大到 100 倍以上），這些一團團擠在一起的脂肪細胞該如何活下來呢？

●●●老化因子造成慢性缺氧

簡單的說就是老化的身體對氧氣的需求減少了！

誰都希望能夠長生不老青春永駐，只不過隨著月曆一張一張撕掉後，身上的皺紋開始越來越深，體力也不再像年輕時那樣有力……。這主要的原因是因為『老化』，而促成我們老化的主要因子卻是缺氧，醫學研究卻發現老化缺氧的主要因素竟然是細胞內的粒線體數量減少了 註29 。

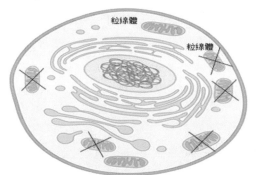

圖50 老化的主要因子是慢性缺氧，而研究發現老化缺氧的主要因素竟是細胞內的粒線體數量明顯減少了。

就像土豪家裡辦個盛大的中秋節烤肉流水席一樣，院子裡擺了十幾個大火爐烤肉，主人也一直不斷的將柴火添加一直燒烤添菜，火雖然很旺，爐子上的肉片也不斷的

烤出來提供給大家吃，可是當大部分客人吃得都撐飽了以後，難道這主人不會將幾個爐子給關掉嗎？還有，即使就像開飯店餐廳一樣，十口爐子天天在用，五十年下來爐子終究還是會陸續燒壞報銷的。

同樣地，隨著人體成長到成熟之後，細胞除了維持基本功能以外，能量的需求就相對地減少許多，尤其是當能夠提供的氧氣隨著年紀增大而逐年降低時，過多的爐子反而成了另一種形式的慢性缺氧。因此細胞也會因為要提高有氧呼吸代謝的效率，因此這時細胞內的粒線體效能也將逐漸地退化，這『爐子』的數量也必須相對減少或合併起來[註30]。由於全身上下的細胞都面臨到這個問題，因此所有的器官也開始漸漸的退化走下坡，不管是心臟的強度、血管的流通性、血液的帶氧量、腎臟的滲透度、肝臟的代謝力等等都逐年的遞減。因此缺氧的問題就漸漸地浮現。

●●●職業因子造成慢性缺氧

行行出狀元，這話絕對沒有問題，但是每個行業卻都有不為人知辛酸的一面，有人勞心、有人勞力、或者心疲

力竭的也都大有人在。從前勞力的人口多，雖然汗水流得多，但是慢性疾病卻特別少；然而現在的人雖然工作時汗水用得少，不管外面颳風飄雪或烈日當頭也都還有空調伺候，反倒是慢性病痛如影隨形，高血壓、高血脂、糖尿病、肥胖症、經痛、不孕症等等毛病經常在同事之間流傳著，而這些毛病恰恰都是長期慢性缺氧所引起的，科學家長期追蹤這些缺氧的背後發現只有一個共同因素：工作壓力[註31]！

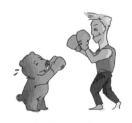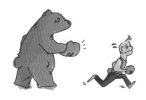

圖51　不管面臨是打或逃的情況下，當大腦判斷面臨了壓力之後，就會傳遞一連串的緊急訊號通告身體各部位準備應付，包括身體先將暫存的原料：肝醣變成葡萄糖釋出到血液裡讓濃度提高；其次是釋放大量的腎上腺素，命令心跳加快、血管急速收縮讓血液集中到幾個必要的地方，如大腦、心臟、四肢、肌肉等應付作戰，同時還要準備大量的止血功能，以預防傷害修補；相對地，其他如生殖功能、免疫功能、消化功能、情緒獎勵……等等功能都將得暫時停止。

我們都知道壓力可以讓木炭變成鑽石，只不過當任何一個動物在面臨壓力之際，都會產生一個天生的重要動作：『打或逃』[註32]。舉例來說，當發生爭執的時候你

會選擇勇敢的面對據理力爭，當然也可能會選擇懶得理會默默承受，當然我們並不容易會天天遇到這類情況，所以不論你是用『打』的或是用『逃』的其實都是短暫的。但是當你處在工作的環境下，為了飯碗你不得不每天至少8小時以上都在不是打就是逃的環境中生存，因為你／妳知道如果不透過這個工作平台，你的生存將會成問題（當然這不包括富二代）。於是你每天忍受著主管的苛求、客戶的刁難、同事的競爭、家人的期待、工作的苦悶、親朋的比較……，這一切只為了生存得更好，但是漸漸地你全身的細胞已經處在經年累月的慢性缺氧了！

當大腦判斷面臨了壓力之後，不管是要打或逃的情況下，首先腦袋就會傳遞一連串的緊急訊號通告身體各部位準備應付，然而要打戰或逃跑是要依靠能量的，因此身體先是將暫存的原料：肝醣變成葡萄糖釋出到血液裡讓濃度提高[註33]；其次是要求腎上腺釋放大量的腎上腺素[註34]，以命令心跳加快、血管急速收縮讓血液集中到幾個必要的地方，如大腦、心臟、四肢、肌肉等等以備作戰，同時還要準備大量的止血功能，以便在遇到傷害時能夠迅速再應付；相對的其他如生殖功能、免疫功能、消化功能、情緒獎勵……等等功能都

將得暫時停止，也就是說這些地方的血液大多數被抽離到前方備戰去了[註35]。

當長期面臨到這種情況時會產生幾種問題，首先就是這些被長期抽離許多血液的臟器（如腸胃、免疫、生殖、消化等等）直接地面臨到嚴重的缺氧，結果使得這些功能漸漸退化而衍生出疾病，包括腸胃潰瘍、病菌感染、性無能、子宮內膜異位、胰島素不足、攝護腺肥大、憂鬱症、失眠症、甚至癌症……等等問題，都是因爲這些地區的細胞長期的缺氧缺血所致[註36]。

另外附帶的問題是當身上的血管在長期的收縮後，除了會使得血管失去彈性之外[註37]，同時這將使得心臟要比正常時要更加用力數倍[註38]，就像是汽車長期用低速檔開上高速公路跑一樣，這顆心臟引擎很快的就會被『磨』損得少掉很多馬力囉。另外由於血液中長期的高血糖，造成糖化血色素飆高，這指標其實是指血液已漸漸酸化，血管內膜壁也會因此遭受侵蝕破損，時間一久就發生動脈油瘢沉積和動脈硬化[註39]。更慘的是，因爲工作壓力所引發的血管收縮，也同時讓原有血管中堆積的動脈油

瘢常發生破裂，爲了修補，在身體面臨壓力之下勢必快速的形成大量的結痂，但是這些結痂在壓力的作用下很容易地便脫落形成游離血栓[註40]。於是心臟衰竭、高血壓、腦梗塞、心肌梗塞、腎臟梗塞等等從輕微的到嚴重的缺氧惡性循環也就不斷上演囉！

●●●性別因子造成慢性缺氧

我們知道男女有別，不管是在外貌、器官、行爲、性格、體能、甚至功能上都有很大的區別，但是在身體或細胞的缺氧發生及反應方面，男性和女性卻有很大的差別，越來越多的研究發現女性的身體對缺氧的產生、反應、預防和傷害等等情況都明顯的比男生好很多[註41]，而實際的統計也發現女性的平均壽命都要比男性多出 8.4% 左右也就是多活七八年以上[註42]，同時在各個主要的慢性疾病中，如高血壓、糖尿病、失智症等等罹患的年紀也比男性延遲了好幾年[註43]。簡單的說，男性比較缺氧！從前面幾題中我大致說明過缺氧的結果就是缺能量，所以這也是爲什麼絕大多數的生物都是『男主外、女主內』的現狀，畢竟男性天生就必須擁有多一些的能量或體力出去挑戰環境以尋找『食物』養家活口，力量要更大或

者腦筋要用得夠多，所以吃的也得多一些，細胞的氧氣也得充足一些。相反的，由於女性主要得負責傳宗接代生殖哺育持家等『溫柔型』的任務，天生就對力量的需求相對少了一些，因此她們的細胞對於氧氣的耐受性也就比男性強了很多。

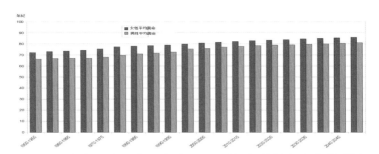

圖 52　男性和女性在缺氧及壽命的差別。研究發現女性的身體對缺氧的產生、反應、預防和傷害等情況都明顯的比男生好很多。而生存率的統計也發現，女性的平均壽命都要比男性多出 8.4% 左右也就是多活七八年以上。

身體對氧氣獲取的調控機制其實很多，在器官上面主要如果以肺活量和心臟射出血量的大小，一般來說男性在這兩項器官的最大表現方面總是比女性多出高達 25% 左右[註44]，但是這是指在戰鬥的時候，可是在現實中，男性並不需要像幾千年以前那樣的時代得天天去打獵戰鬥，或是幾十年以前用體力勞力汗水去換得溫飽，現在反而大多是在辦公椅上依靠機器或依賴腦力的多一些，

也因此肺臟和心臟的最大功能就漸漸地減低，但是男性還是依然分泌大量的雄性激素，這個東西除了會讓加大肌肉細胞之外，也會加大血管的收縮以增高血壓[註45]，當然這原來是為了增加四肢肌肉力來打獵戰鬥使用，但是當英雄無用武之地時，徒留大多數的氧氣給孔武有力的四肢，長久之後心臟的阻力變大而漸漸磨損，以及其他的臟器相對的缺氧，於是男性的毛病和壽命當然就比女性縮短的很多囉！

要注意的是，在最近短短的幾年之間，各國政府的統計都顯示出女性的平均壽命長度開始逆轉縮短了[註46]，這個訊息明確的說明了由於女性在過去 50 年間除了要扮演養兒育女的基本生物本質之外，同時也因為投入了『打獵戰鬥』的工作行列之後，使得壓力和雄性激素相對升高，像蠟燭那般兩頭燒的女強人背後，細胞總是慢慢的缺氧，身體當然就暗暗的啜泣了！

●●●藥物因子造成慢性缺氧

先澄清一下，這裡所說的藥物基本上是指現有絕大多數常用的慢性病處方藥物，包括降血壓藥、降血糖藥、降

血脂藥、心臟藥物、神精藥物、腸胃潰瘍藥、消炎藥物、抗過敏藥物等等，簡單的講，舉凡是久治不好但又得天天都吃的治標藥物，大概都有缺氧的疑慮陰影，至於急性治療的藥物則不在這討論的範圍裡。

高血壓的生成其實是我們身體細胞因為氧氣不足所回饋的一種訊息，就好比澆花的水管因為水壓不夠時，我們的手會稍稍用力掐住以增大壓力，讓水得以噴到所需的地方。但是目前所有高血壓藥物的設計原則都是以擴張血管或者減少血液的水分的手段來降低細胞所需的血壓，所以一旦藥效退了之後，血壓很快地就又回復到更高壓的狀態，這是全身細胞因為缺氧所發出的反彈訊息 註47 ！

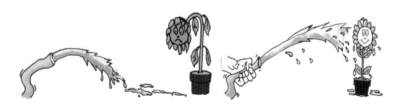

圖53 高血壓的生成其實是我們身體細胞因為氧氣不足所回饋的一種訊息，就好比澆花的水管因為水壓不夠時，我們的手會稍稍用力掐住以增大壓力，讓水得以噴到所需的地方。

糖尿病的發生其實主要是因為細胞表面有效的胰島素受體不足，而使血糖無法被細胞利用吸收，因而造成血中

的葡萄糖濃度不正常，這些原本良好的受體絕大多數是因為慢性的細胞缺氧所引起的發炎反應之後的破壞結果。然而大多數降血糖藥物的設計原則都是想辦法將血液裡的葡萄糖減少讓指標回復正常為主[註48]。但是細胞卻會因為缺乏足夠燃燒代謝的原料而減少能量的產出，於是發出更多的訊號要求身體攝取更多的食物、以及要肝臟釋出更多的葡萄糖，當然血糖的指標也就得走進惡性循環的靠這些藥物來壓制下去囉！

肥胖和高血脂的發生的主要形成原因，是因為我們的細胞將碳水化合物轉換成脂肪酸（油脂）的途徑太過旺盛所導致。這一方面的普通原因是我們的飲食遠超過所消耗的能量而產生儲存效應，但另一方面的病態原因則是因為細胞處於缺氧的條件下才會大量產生[註49]。現有大多數減肥或者降血脂藥物的設計原則還是以降解油脂或抑制肝細胞中膽固醇的生成為主流，姑且不論它們有多麼的傷害溶解肌肉組織、以及對肝臟和腎臟的副作用不談，它們沒辦法抑制日益增多的原料從細胞中源源不絕地生產脂肪酸出來，相反的所消除的三酸甘油脂將轉變更多的游離脂肪酸或膽固醇流竄到各器官並再度轉換成

脂肪儲存起來，長時間後慢性發炎和血管堵塞的引起的缺氧問題將越來越漫延囉[註50]！

胃腸潰瘍發生的主要原因是腸胃膜破損出血所致，這包括幽門桿菌、消炎藥物、酒精辣椒咖啡、生活壓力等等所引發的發炎。然而越來越多的研究卻發現這些原因其實是缺氧和細菌寄生交替作用的結果[註51]。只是目前對付腸胃潰瘍的藥物設計仍然以降低減少或中和胃酸為第一線藥物，另外嚴重的人再搭配消滅幽門桿菌的殺菌劑為主軸。只是不論制胃酸的方法或者抗生素的毒殺寄生菌，都只能短暫的消除症狀一陣子，畢竟幽門桿菌到處都存在可隨時再寄生到胃腸中，但是利用抗組織胺的方式將原本的胃壁細胞釋放酸液的功能阻斷，除了讓消化系統及營養吸收破壞之外，同時也將身體許多以酸液來抗菌的功能消失，因此胃部感染發炎的機率提高。重要的是由於持續大量的組織胺仍舊被釋放出，造成胃壁後方周圍的細胞呈現慢性發炎現象[註52]，長久後造成慢性缺氧，因而更促使胃壁細胞分裂複製以及周圍血管增生！

過敏的直接問題雖然是眾多過敏原引發的較嚴重發炎反

應，但是根本原因還是因為這些過敏部位的細胞長期慢性缺氧所致[註53]。包括肺部支氣管、皮膚、鼻腔、甚至關節等等組織的細胞，因為原先就已處在慢性缺氧的情況之下，慢性發炎以及免疫系統原本就已經被啟動，畢竟這個已經遭受缺氧傷害的地區是脆弱而且容易入侵的地方，因此當這些地方感知到像過敏原這類的異物的進

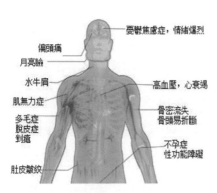

圖54 皮質類固醇這類的藥物雖然對過敏反應具有立即效果，但是卻有許多不可逆的副作用。

入之際，免疫系統將不論它是否是病毒細菌與否，一律是憤怒且立刻的反應攻擊。但是現有的抗過敏藥物仍舊是以抗組織胺、皮質類固醇、腎上腺素等等為主流，但是抗組織胺的主要作用之一是讓血管收縮減少血管通透性，長期使用反而使得過敏的地方越發缺氧[註54]；另外像皮質類固醇這類的藥物雖然是反應很有效果，但是卻有許多不可逆的副作用；而腎上腺素也是讓血管收縮減少通透性的作用[註55]，更容易引發全身性的缺氧加劇！

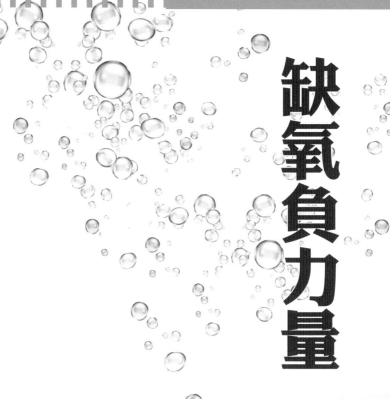

第 五 章

缺氧負力量

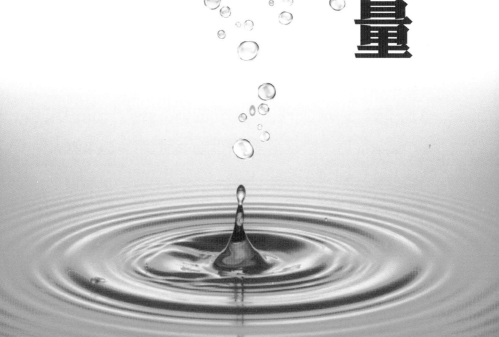

●●●脂肪細胞的缺氧負力量─儲藏油脂

簡
單的說是因為細胞脹大，距離拉長了，得到氧氣相對越來越少囉！

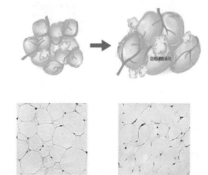

圖 55 當部分脂肪細胞脹大變成原來的體積的 3 倍時，也就是氧氣從原有位置到達細胞的直線距離已經拉長了約 144% 左右。因此這些脂肪細胞所能獲得的氧氣量因此減少了 44%，它們的能量產出也就比原尺寸時減少了 4 成左右。

我們的脂肪細胞幾乎是身上少數可以體積膨脹到 3 倍以上大小的細胞[註1]，就像吹氣球一樣，只不過氣球裡面是充滿氣體，而脂肪細胞裡面則是充滿三酸甘油脂罷了。人體在正常飲食的平衡狀態下，脂肪細胞群的周圍原本就會分布正常數量的微血管網，但是一旦體積因為多餘的能量轉換成脂肪酸，被脂肪細胞收納儲存而脹大膨脹時，氧氣從原來血管滲透到細胞的距離將會越來越大[註2]。

舉例來說，當你的體重從原來的 55 公斤一下子胖到 65 公斤時，你的脂肪細胞有部分可能已經脹大變成原來的

體積的 3 倍了，換算後，也就是說氧氣從原有位置到達細胞的直線距離已經拉長了約 144% 左右。用個簡單的概念來說，你的脂肪細胞能夠獲得的氧氣量已經減少了 44%，它們的能量產出也就比原 size 時可製造出的減少了 4 成上下！如果你剛好是那其中一顆脂肪細胞的話，你該會怎麼辦？

●●●肝臟細胞的缺氧負力量 -- 加工回收

簡單的說是因為進入肝臟的氧氣被稀釋過多，而使肝細胞獲得的氧氣越來越少！

肝臟的血液供應和別的器官有很大的不同，有 3/4 的血液是來自肝門靜脈（從腸胃道直接吸進營養份的血並混合脾臟的靜脈血所組成），另外 1/4 的血液則來自心臟的動脈，也就是說大多數的氧氣是依賴這 1/4 的新鮮血液所供給[註3]。當我們正常的飲食消化之後，營養物質混合著新鮮的氧氣被肝臟細胞吸收的情況下，肝細胞才能夠利用這樣的環境去將這些吸收的東西做分解、去毒、生產、儲存等等動作。而這些不同的功能動作卻是被我們身上的生理時鐘精密的控制著。譬如當進食完後的幾

個小時內，肝臟忙著接受大量的養份處理，同時心臟想辦法透過大量的新鮮血液，以提供正常比例以上氧氣給予肝細胞產生能量來工作[註4]。

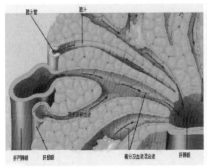

圖 56 肝臟的血液供應和別的器官有很大的不同，有 3/4 的血液是來自肝門靜脈（從腸胃道直接吸進營養份的血並混合脾臟的靜脈血所組成），另外 1/4 的血液則來自心臟的動脈，也就是說大多數的氧氣是依賴這 1/4 的新鮮血液所供給。

所以當長期的生活習慣包括吃東西的時間、食物的品質、吃的行爲、飯後的舉動、休息或睡眠及工作的時間等等都屬於不正常狀態時，那肝細胞也就漸漸處於供給失衡的缺氧情況。常聽說有人因爲工作過度而爆肝的情況，其實就是因爲長期處於壓力或工作的狀態，吃飯時都想著工作或者配著煽動新聞或手機遊戲扒飯等等，甚至飯後也沒有休息消化，直接的就奔赴工作戰場……等等行爲，讓那僅僅 1/4 的含氧血液不足以供給肝細胞加足馬力工作，而產生了小車拉重貨的缺氧情況。

特別的是當肝細胞在遇到這類情況時，它們會先啓動一點發炎機制來擴充細胞之間的間隙[註5]，快速的取得多一

點的氧氣來紓解燃眉之急，只不過當這類的慢性缺氧重覆不斷持續一段時間之後，位在血液和肝細胞之間原本作為保護之用的肝臟星狀細胞就會被活化[註6]，而後它會開始分泌纖維蛋白，一直構建直到包覆附近整個細胞群為止。這個動作原本是像防火鐵捲門一樣用來防止病毒的感染擴散的功能，常會因為人們對肝臟的無聲漠視而讓這鐵捲門啟動關上，而在這過程中被阻隔掉的肝細胞也只能在越來越缺氧的無奈下嘆息[註7]！

●●●腎球細胞的缺氧負力量 -- 吸收過濾

簡單的說是因為通過腎絲球濾膜的血液壓力不夠大，使濾膜變厚塞住而漸漸缺氧。

當你在使用濾水器時，如果沒有足夠的水壓和水流來過濾時，不好的東西常常會沉積並堵住在濾膜上面，時間一久如果不更換這濾膜的話，這個濾水器的功能也就會漸漸失效報廢掉，而一個活的或自動的濾水器的濾膜卻能夠利用充分的水壓及水流將這些濾渣清除乾淨，永保過濾器運作正常。

我們的腎臟就像是一個活的濾水器一樣，可以將體內的

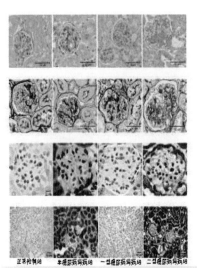

正常的細胞　　單層糖尿病病細胞　一型糖尿病病細胞　二型糖尿病病細胞

圖 57 在很多情況下，例如糖尿病、長期服用降壓藥物或腎臟血管梗塞等等因素，使得血液的壓力不足或血液供應減少，將使得過濾膜周圍細胞的氧氣越來越稀少，造成濾膜越來越厚，之後也就漸漸功能衰竭。圖 A,B,C,D 是運用不同的試劑對糖尿病便與否的腎小球進行生化染色比對，第 1,3 欄為非糖尿病的控制組，第 2,4 欄為糖尿病變的測試組，圖 C 及 D 明顯的發現糖尿病組的濾膜受到破壞並有加厚現象。** 感謝美國華盛頓州立大學醫學院 Dr.Anderberg 教授的研究團隊提供研究成果。

大多數代謝物透過血液運載到腎臟那裏，透過腎絲球上面微細的濾膜片過濾掉一些不要的廢物留下好的東西。若我們仔細一點看腎絲球的構造會發現，包覆著最裡面的腎小球微血管球的是三層緊密的特殊膠原蛋白膜，也就是那所謂的過濾膜，外面才是像集水閥一樣的足細胞以及集尿管等構造[註8]。當血壓不夠時，腎絲球會通知旁邊的一個小開關：腎絲球旁器，釋放出讓血管略收縮的腎素以加強一點血壓，讓血液能夠有足夠的壓力將這些帶廢物的液體通過濾膜的過濾而轉變成尿液，同時也供應氧氣給濾膜附近的細胞使用[註9]。

只不過在很多的情況下，例如長期使用降壓藥物或腎臟血管梗塞等等因素，使得血液的壓力不足或血液供應減少，這使得過濾膜周圍細胞的氧氣越來越稀少，當然濾膜也將越來越厚，之後也就漸漸功能衰竭[註10]，於是你就必須得『永遠地』每星期至少向洗腎中心報到 2 次以上囉！

●●●胰臟細胞的缺氧負力量 -- 調控血糖

簡單的說是因為血壓血流不足、以及肝炎等因素而啟動胰臟星狀細胞活性，因而分泌纖維蛋白包覆胰臟腺泡並使蘭氏小體漸進缺氧。

我們一聽到胰臟這兩個字，大概有九成以上的人只會停留在它是分泌胰島素的器官和血糖的調控以及糖尿病息息相關的映象中，其實胰臟在身上主要有兩個重要功能，對外（消化腸道）主要分泌胰液幫助腸胃道裡頭的各類食物消化分解，對內（血液）則分泌各種和血糖調控的相關的激素，例如大家熟悉的胰島素或升糖素等等。只不過那些對外製造胰液的工作量相當的大，因此所看到的一顆胰臟裏頭有 95% 的體積都是胰泡，但卻只分配

85% 的胰臟血液[註11]。

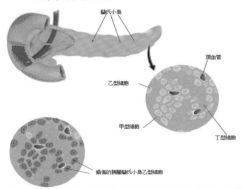

圖 58 一顆胰臟裡頭有 95% 的體積都是胰泡，但卻只分配 85% 的胰臟血液。相反的只有 2 克左右重量的胰小島，它們卻有占用了 15% 的胰臟血液。這使得胰泡細胞在比例上是相對缺氧，胰臟裡的腺泡就常會因此缺氧而產生發炎，並因此活化胰臟星狀細胞活性，而分泌纖維蛋白包覆胰臟腺泡，使缺氧問題更加嚴重。

相反的只有 2 克左右重量的胰小島，它們卻有占用了 15% 的胰臟血液。這使得胰泡細胞在比例上是相對缺氧的，也因此當身體血壓過低、血管梗塞等因素，或者常進食過量、肝臟發炎時，胰臟裡的腺泡就會因此缺氧而產生發炎。但這卻又會活化胰臟星狀細胞活性[註12]，它們以保衛胰臟免受細菌病毒感染的理由，分泌纖維蛋白包覆胰臟腺泡，但這卻又讓胰臟的缺氧問題更加嚴重，同時會使得胰小島的血液分配明顯減少，連帶的發生缺氧的問題。

●●●黑質細胞的缺氧負力量 -- 動作調控

簡單的說是因為慾望太多，過度積極的想達到許多的目

標，而讓黑質神經細胞的包袱太大而被拖垮的。

大腦底部的一塊神經區域因為有黑色素沉澱，所以稱做為黑質神經區，全身只有這個地方的神經能夠分泌製造一種專門控制我們動作叫做多巴胺的神經傳遞物質，分泌過多則會就形成舞蹈症，分泌過少則形成大家熟悉的巴金森氏症、漸凍症等等。當多巴胺被形成之後將會再透過多巴胺$-\beta-$羥化酶的作用再轉化為正腎上腺素和腎上腺素[註13]，它們會讓我們很積極的去追尋所謂的理想、目標、金錢、性愛等等之際，當然便是以強烈收縮血管的方式讓我們精神和體力好好，之後我們當然就耗盡體能的癱了[註14]！只是當一次次貪婪的追求獵物之後幾年，黑質細胞的能量漸漸就不敷需求，於是開始進入慢性缺氧的惡性循環泥沼。

在這些黑質神經細胞的外圍包覆著另一種類叫做神經膠質細胞，顧名思義既然叫膠質那就是看起來像漿糊那般的模樣，只是它們總是位於血管和神經元之間扮演著保姆的腳色，除了填充神經和神經之間的空隙結構之外，所有從血管中要送進大腦的營養物資和氧氣，以及從神

經細胞要運出去的廢棄物都得經過神經膠質細胞這個關
卡驗收後才能到達神經元或血管裡，當然東西在中途被
抽走了一些服務費也變成了理所當然的事了。

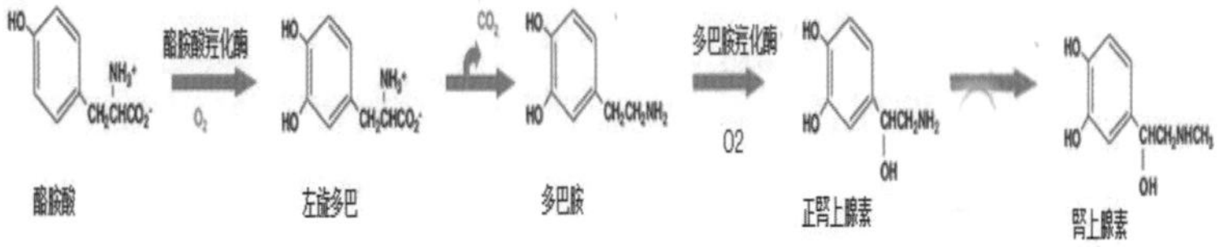

圖 59 當多巴胺被形成之後，將會再透過多巴胺 -β- 羥化酶的作用，再轉化為正腎上腺素和腎上腺素。

問題就出在當身體長期動用腎上腺素收縮血管，就像經
年累月的用低速的二檔在開車的情況類似，心臟的功率
很快地就因爲磨損而收縮無力[註15]，進入腦部的頸側動
脈常常因爲動脈收縮而堵塞以及形成游離血栓等因素，
使得長期大腦的基底動脈中血氧不足，神經膠質細胞就
會因爲基因的自私天性使然，先保留足夠自身活命的氧
氣之後，剩餘的再供應給神經元細胞使用，於是黑質神
經細胞當然會越來越缺氧，在活命都成問題的情況下，
我們還能期望它正常地製造出多巴胺嗎？

●●●海馬迴的缺氧負力量 -- 短期記憶
簡單的說是因線路細、負荷重，容易短路發炎而使電阻

越來越大，漸漸導致傳送效率變差而失去功能。

在大腦中央底部的一對神經區域塊體因為外型很像一隻仆倒的海馬，所以醫學界稱做為海馬迴，這個神經區域就像是電腦或手機的暫存記憶體（RAM）一樣，主要是用來暫時儲存我們的短期記憶，還外加上一項空間導航的功能。所以當這個區域漸漸地發生退化凋亡的過程後，就會發生記憶退化以及空間地理感喪失（例如迷路走失）等等現象，這就是現在大名鼎鼎、目前也沒有醫藥可防治的失智症（阿茲海默氏症）。唯一可以看得見的是在海馬迴中出現大量的澱粉斑塊，以及在裡頭的神經突觸都糾纏再一起的這兩個現象[註16]。

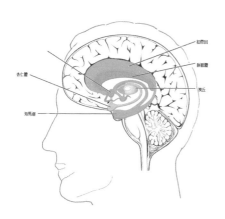

圖 60 在大腦中央底部的一對神經區域塊體因為外型很像一隻仆倒的海馬，所以醫學界稱做為海馬迴，這個神經區域就像是電腦或手機的暫存記憶體（RAM）一樣，主要是用來暫時儲存我們的短期記憶，還外加上一項空間導航的功能。

很類似前面所討論的一樣，每個海馬迴神經細胞的外圍也都包覆著另一種類叫做神經膠質細胞，只不過病變以

後的膠質就不是看起來像漿糊了，反倒是像硬化的漿糊囉[註17]！它們除了是長在血管和神經元之間扮演著中間人腳色，使所有從血管中要送進大腦的營養物資和氧氣，以及從神經細胞要運出去的廢棄物都得經過神經膠質細胞這個關卡驗收後才能到達神經元或血管裡，另外也具有填充神經和神經之間的空隙結構的功能，有一點像是包在電線外面的絕緣塑膠的模樣。

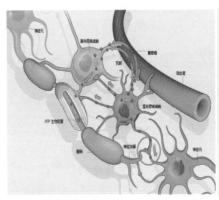

圖61　海馬迴區的神經膠質細胞已是進化到具有取代部分神經元功能的現象，也就是在神經和神經對接要傳遞訊息的突觸縫隙中，它們已介入扮演調節和把關的腳色。
** 感謝美國哈佛大學醫學院老人醫學研究中心 Dr.Engel 教授的研究團隊提供研究成果。

有趣的是，這海馬迴區的神經膠質細胞更是進化到具有取代部分神經元功能的現象，也就是在神經和神經對接要傳遞訊息的突觸縫隙中，它們已介入扮演調節和把關的腳色[註18]，很像我們電腦裡的半導體那樣的腳色，至於這是否就是記憶儲存的方式，目前科學也還沒能定論。只不過在海馬迴最核心裡的一小區叫做齒狀迴的地方是短期記憶和大腦皮層溝通聯繫的連接點，這裡有著無數

像發毛一樣的神經樹突叢連結到大腦皮質的神經網上。

由於這裡是耗用能量最大的地方，因此對氧氣的需求當然特別的大及敏感，因此只要突然的加重海馬迴工作量而使得這區的神經像短路發燒一樣發炎，或者長期的工作壓力、情緒起伏、貧血，以及動脈堵塞（如中風）、游離血栓（如高血脂、高血糖等）、心臟無力（如心梗塞、心臟衰竭等）、甚至常鼻塞打　過敏等等因素，使得長期大腦基底動脈中的血氧不足都將造成這些神經的短路發炎[註19]！

●●●皮膚細胞的缺氧負力量 -- 包覆接觸

簡單的說是因長期受到紫外線照射溶解血紅素所造成。

絕大多數人一輩子都爲了身上這一張薄薄的外皮在努力著，尤其是臉部這一片不到 0.08 平方米的小小面積，不論是看得到摸得著的臉皮、還是虛幻無影的面子，都關乎人的存在價值。事實上不論是臉皮還是腳皮主要都是爲了保護我們身體不受到外部病菌攻擊，以及包覆身體去適應外部環境爲主要目的，當然隨著文明的進步，

表皮的細緻和彈性幾乎已經是所有人（尤其是女人）的生活目標之一。只不過隨著年齡的增長，皺紋、黑色素、鬆弛、角質化等等現象幾乎是擋都擋不住的浮現，可是這些問題卻都和皮膚的缺氧有著密切的關係。

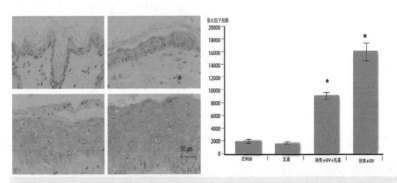

圖 62 波長在 275 ～ 320nm 的 UVB 紫外線可以穿透真皮層到達裡頭的血管內部，直接將紅血球上負責帶氧功能的血紅素破壞而無法運送氧氣，實驗研究發現即使是在自然光的曝曬下也可能達到 54% 的溶血程度。左圖是皮膚直接曝曬在太陽光下之後的發炎因子免疫切片染色試驗，右圖為發炎因子蛋白的表現統計。
** 感謝澳洲雪梨大學動物醫學研究中心 Dr.Reeve 教授的研究團隊提供研究成果。

我們的皮膚基本上分為三層結構，最外面的一層叫做表皮層，僅僅只有 0.07 ～ 0.2mm 的厚度，最大的特點是沒有血管[註 20]，簡單一點說長出這一層細胞的目的其實就是要讓它們慢慢缺氧等死，這樣才能啟動角質化（變硬）讓外皮能夠防水抗菌及隔離空氣，所以即使在富含

氧氣的空氣中對表皮以下的皮膚影響也不大。美容或皮膚界大致上會對這表皮層由新生細胞開始從裡到外再細分基底層、棘狀層、顆粒層、透明層、以及角質層等五個層。正常的過程大約是 28 天細胞就角質化甚至脫落，但是如果皮膚細胞長期缺氧的話，這個過程就會加速並堆積角質化的細胞讓皮膚變得粗糙，這也是為什麼在乾燥冬天時，皮下血管緊縮造成局部缺氧後皮膚就變得粗糙無比，身上隨時都有一堆皮屑掉落的緣故[註 21]。

表皮層的下方是真皮層，幾乎所有的毛囊、腺體、血管、神經、免疫等等都集合在這層裡頭，當然這中間就得充填包覆各種彈性纖維蛋白、膠原蛋白等結締組織。但是在缺氧的情況下，這些彈性纖維及膠原蛋白的包覆將會被剪斷破碎而讓氧氣的流通機會多一些，也就是說皺紋及皮膚彈性將因缺氧而逐漸失去[註 22]。最下面一層就是大家很熟悉的脂肪層或皮下組織層，以脂肪細胞和中型血管為主，主要是以保持體溫和儲存能量以及緩衝外力撞擊等功能。脂肪細胞的缺氧發生問題已經在前面討論過了，但是這些脂肪細胞也常因為脹大而壓迫血管造成皮膚慢性缺氧[註 23]。

造成皮膚缺氧的主者要來源其實是來自太陽光線中的紫外線！研究已發現波長在 275～320nm 的 UVB 紫外線可以穿透眞皮層到達裡頭的血管內部，直接將紅血球上負責帶氧功能的血紅素破壞而無法運送氧氣，實驗發現即使是在自然光的曝曬下也可能達到 54% 的溶血程度[註24]。尤其是絕大多是的微血管網被密集鋪設在表皮層和眞皮層之間，換句話說，有可能氧氣的濃度只有正常情況的一半以下，這也難怪的屁股上的皮膚總是比臉部或手部來的細嫩滑緻！

●●●氣管細胞的缺氧負力量 -- 空氣通道

簡單的說是因爲在氣管及支氣管上的血氧被肺泡的循環系統給稀釋掉了！

如果將氣管當成是空調系統的進氣管一樣，吸進空氣的功能以及過濾的功能其實都扮演著非常重要的角色，不論是環境中的空氣雜質以及病菌等等當吸進肺泡之後，除了破壞交換氣體功能之外，還將輕易地侵入血液系統裡。因此氣管裡無數的絨毛上面浸潤著含有免疫系統的粘液，一旦外來的病菌沾上之後，巨噬細胞很快地就將

它們吞噬消滅。

只是當氣管或支氣管的細胞遭受長期面臨慢性缺氧的時候，細胞為了得到更多的氧氣活命時，通常會利用發炎的快速機制擴張支氣管細胞周遭的間隙及增加血液的補充[註25]，在這個時候如果有任何的異物侵入到這裡時，不論它是不是屬於病菌或者只是像花粉塵霾等等無害的雜物，免疫系統通通都將一視同仁的視作危險入侵者，在已經慢性發炎的基礎上，火上添油地啓動更大規模的攻擊[註26]，於是過敏、打鼾、以及睡眠呼吸停止症等等呼吸道問題便常年發生。

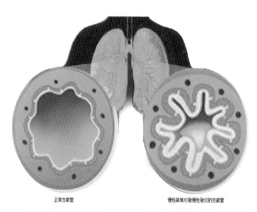

正常支氣管　　　　　　慢性缺氧引發慢性發炎的支氣管

圖63 當氣管或支氣管的細胞遭受長期慢性缺氧的時候，細胞為了獲得更多的氧氣，通常會利用發炎的快速機制擴張支氣管細胞周遭的間隙及增加血液的補充。此時任何的異物侵入，不論它是不是屬於病菌或者只是像花粉塵霾等等無害的雜物，免疫系統都將一視同仁的視作危險入侵者，在已經慢性發炎的基礎上，火上添油地啟動更大規模的攻擊。

既然氣管是我們吸進空氣的唯一通道，主要的目的只是將空氣藉由氣管不斷分岔變小後，平均的分配到小氣泡

裡和微血管進行空氣交換，當然還會有些附帶的功能包括調節氣體溫度、過濾空氣品質、以及抵擋外來病菌等等作用。這些附帶的工作雖然吃力但是卻仍然比不過肺泡中交換空氣來的重要。

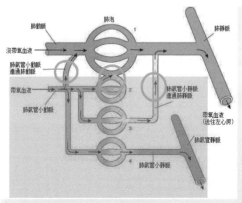

圖 64　在肺部中真正進入肺泡的血液循環系統和氣管的血液循環系統是完全不同的兩套血管。但在末梢的支流卻有部分相通的，因此提供給氣管循環系統的動脈血流，常會因為肺泡的張縮現象過度所產生的吸力，再加上它的靜脈又被肺血管循環的回流大靜脈（含氧氣的那條）虹吸分流掉 87% 的血液，這雙重的血流拉力使得氣管上的細胞就明顯的比較缺氧。

所以重要和不重要確實是待遇有差別的，在肺部中真正進入肺泡的血液循環系統和氣管的血液循環系統是完全不同的兩套血管，全身的主要靜脈集中到心臟後（右上方腔室），再打到肺部裡天女散花地分散包覆各個氣泡外圍。交換氣體變成帶氧的血液後，再集合變成大血管回到心臟（左上方腔室），這套血管系統我們稱作肺血管循環。但是，供給肺氣管運作的血液循環系統，是屬

於一般功能性的區域工作，所以是就近從附近的大動脈分支出一條血管供給這些氣管的細胞使用，然後再收集流回到附近的大靜脈[註27]。

畢竟這兩套循環系統究竟是同在一個器官裡，所以在末梢的支流有部分血管是相通的，也因此那套專門提供給氣管循環系統的動脈血流，常會因為肺泡的張縮現象過度所產生的吸力，同時又再加上它的靜脈又被肺血管循環的回流大靜脈（含氧氣的那條）虹吸分流掉87%的血液，這雙重的血流拉力使得氣管上的細胞就明顯的比較缺氧[註28]。如果再加上身體原本就處在慢性缺氧情況體能原本就較差的人，為了補充某些行動的不足而加大呼吸動作，像是情緒壓力或激烈運動等等時，將更加劇氣管的氧氣供給不足，於是氣管裡頭無數細胞就會因為缺氧而開始反擊囉！

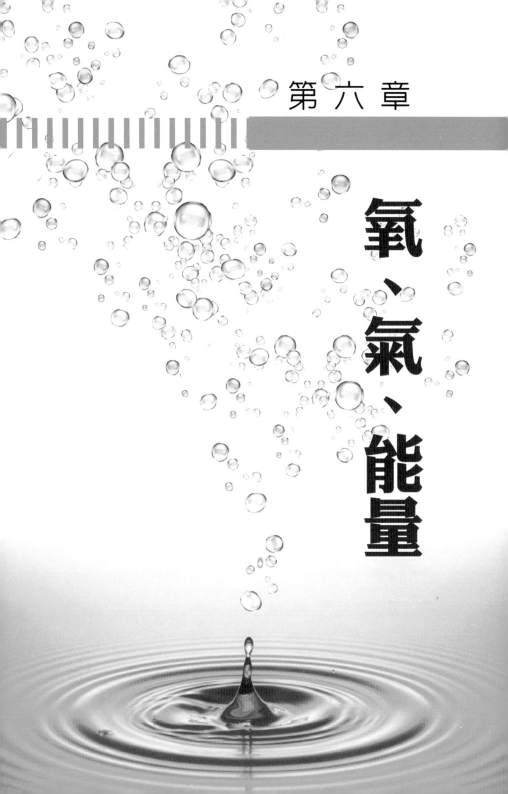

第 六 章

氧、氣、能量

●●●細胞的『氧』和中醫的『氣』

有氧、無氧或缺氧代謝的『氧』和中醫『氣』事實上根本是一模一樣的一件事，只是以前的人比較沒辦法用實證科學的方法說明，也沒法弄清楚細胞裡的結構和能量產出的計算，但是對身體以及能量的認知上已遠遠超越現今絕大多數的人了。

首先中醫裡所說的『氣』是一種結合身體構造、生命能量和大氣環境三者的一種過程的綜合體，而我在本書中主軸：缺氧裡頭所說的『氧』也是指從呼吸氧氣後透過身體運行構造而到細胞之內，再結合養分後所轉化出生物能量的一個調節過程。也因為以前的老祖先們還不知道空氣中的成分除了氧氣之外還包括了氮氣、氬氣、氫氣、二氧化碳、水氣、臭氧，還加上懸浮在空氣中的固體和液體雜質等等。所以就以『氣』這個名詞涵蓋了氧氣以及它在身體內部運行的一切。

其實在中醫體系裡對『氣』的形成認為主要是透過兩方面所供給，一方面是來自父母所遺傳下來的「精氣」，

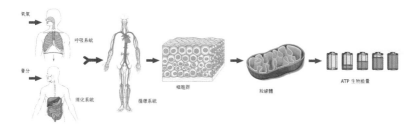

圖 65　中醫裡『氣』形成的概念，如果用現代分子生物學來解釋則是：生物能量 ATP 的形成要素，主要是決定於在基因遺傳中每個器官中的細胞內粒線體數量多寡，以及來自外界的氧氣，還有所吸取的營養原料。當腎臟所分泌的紅血球生成素刺激紅血球生成之後，血液中的適量的紅血球將在肺臟中攜帶氧氣並且運送至各個器官中的細胞裡，同時透過飲食中的水分及基礎營養也將藉由消化系統（腸胃及肝膽胰臟）分解成葡萄糖後，再隨著循環系統分布到全身細胞。養分在細胞中經過糖解作用並進入到粒線體內結合氧氣的燃燒催化後，於是形成足夠的生物能量 ATP。

稱為『先天的精氣』[註1]；另一方面則是來自自然界的物質，包括空氣、食物及水。來自空氣的稱為『清氣』，來自食物和水的稱為『水穀之精氣』[註2]。兩種精氣會用作氣的原料，利用腎臟將先天之精氣往上輸送，並和脾臟所化生的水穀之氣結合，然後這種氣會繼續向上，和肺臟所吸入的清氣結合而化為人體之氣。

上面所說中醫裡形成『氣』的概念，如果用現代分子生物學來解釋則是：生物能量 ATP 的形成要素，主要是決定於在基因遺傳中每個器官中的細胞內粒線體數量多

寡，以及來自外界的氧氣，還有所吸取的營養原料。當
腎臟所分泌的紅血球生成素刺激紅血球生成之後，血液
中的適量的紅血球將在肺臟中攜帶氧氣並且運送至各個
器官中的細胞裡，同時透過飲食中的水分及基礎營養也
將藉由消化系統（腸胃及肝膽胰臟）分解成葡萄糖後，
再隨著循環系統分布到全身細胞。養分在細胞中經過糖
解作用並進入到粒線體內結合氧氣的燃燒催化後，於是
形成足夠的生物能量 ATP。

幾千年前我們的祖宗對於有氧、無氧及缺氧的呼吸代謝
概念已經闡述的非常清晰，甚至更透過這些概念再演化
出所有的中醫治病及養身的體系，然而直到現在主流的
醫學仍然還是停留在頭痛醫頭、腳痛醫腳的概念上，這
也難怪許許多多的慢性文明病可以當成搖錢樹那般的治
療而『賺錢』囉！

●●●缺氧代謝和中醫的元氣

元氣、宗氣、營氣及衛氣這四種中醫裡所說的氣，其實
是這體系裡依照『氣』的功能和特性的一種基礎分類，
而這些分類卻和我們身體的心血管循環系統、呼吸系統、

消化系統、以及免疫系統的運作不謀而合[註3]。

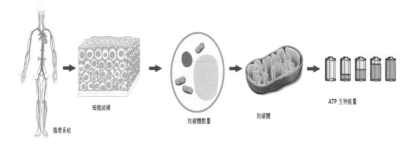

細胞組織

循環系統

粒線體數量

粒線體

ATP 生物能量

圖66　中醫裡『氣』形成的概念，如果用現代分子生物學來解釋則是：生元氣其實就是指心血管循環系統裏頭的紅血球帶氧系統，不論是胎兒還是之後的成人，都先藉由向火種一樣的腎臟中所釋放的紅血球生成素，調節紅血球數量的多寡來攜帶氧氣，之後再透過向引擎一般的心臟推動力，將氧氣散播到全身各處細胞。在細胞裡和所攝取的營養成分進行有氧代謝之後，才能生成 ATP 生物能量。

在中醫體系中認為『元氣』是最原本的氣、最重要以及最基本的氣[註4]。它屬於先天性的物質，先是由腎臟所藏的先天之精開始，再藉由脾胃化生的後天之精成長。元氣發於腎間的『命門』，並通過三焦循行全身，向內至五臟六腑，向外達肌膚表皮。它是身體所有生命活動的動力，除了促進生長和發育，它更可維持組織、臟腑及經絡的功能。

用現代的分子醫學來看，這裡的元氣其實就是指心血管循環系統裏頭的紅血球帶氧系統[註5]，不論是胎兒還是之

後的成人，都先藉由向火種一樣的腎臟中所釋放的紅血球生成素，調節紅血球數量的多寡來攜帶氧氣，之後再透過向引擎一般的心臟推動力，將氧氣散播到全身各處細胞。在細胞裡和所攝取的營養成分進行有氧代謝之後，才能生成 ATP 生物能量。當然有了能量之後才能維持包括心臟等等器官及組織甚至表皮的所有功能。

中醫一直強調元氣是最原本及最重要的氣。現實中當同年齡的人攝取同樣的食物之後，有人可以精神奕奕滿身活力，有人卻委靡無神全身無力，這其中的差異確實是身體對能量轉換的優劣所在。事實上當胎兒在母親子宮裡面的時候，胎兒未來的細胞的強弱確實有一半以上已決定在父母基因的本身，至少每個細胞裡有多少個粒線體就已經決定它可以產生多少的能量以及他未來身體的強弱。不過，當胎兒在母體時，如果營養的時間及內容得當，也將可以補充原先基因在先天上的不足，包括增加粒線體的數量，增加心肺功能的發育等等，使小孩在出生後的自發性能量製造基礎強化許多，這確實和中醫裡的『元氣』不謀而合。

●●●缺氧代謝和中醫的宗氣

有了運送氧氣的系統以及在每個細胞內建立了燃燒轉換能量的爐子（粒線體）之後，接下來就得了解一下怎麼將大氣中的氧氣獲取到全身細胞裡。

在中醫體系中認為『宗氣』是指積聚於胸中的氣，它的生成是由肺臟從大氣中吸入的清氣，並且和從脾胃在飲食物中消化的水穀精氣這兩者所結合而成的。宗氣主要聚集於胸中，貫注在心肺之脈，在呼氣時「出」，吸氣時「入」，宗氣運行在呼吸道之間，促進肺的呼吸運動，同時控制著語言及聲音的強弱。此外，宗氣更流貫了心脈，以及血氣的運行，並影響肢體的寒熱與活動[註6]。

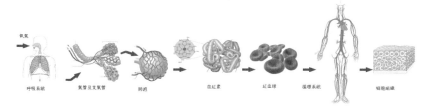

圖 67　宗氣其實就是指我們身體的呼吸系統和它的運行。透過呼吸作用，將空氣吸入肺臟內部，在進入肺泡前需通過鼻腔和大大小小的氣管和支氣管的過濾和溫度調節，而使乾淨溫的『清氣』能在肺泡裡面交換氣體，將有用的氧氣滲透給紅血球，同時一併的將二氧化碳的濁氣廢氣排出。

用現在的分子醫學觀點來看，宗氣其實就是指我們身體的呼吸系統和它的運行[註7]。透過呼吸作用，將空氣吸入肺臟內部，在進入肺泡前需通過鼻腔和大大小小的氣管和支氣管的過濾和溫度調節，而使乾淨常溫的『清氣』能在肺泡裡面交換氣體，將有用的氧氣滲透給紅血球，同時一併的將二氧化碳的濁氣廢氣排出。同時藉由這些氣體和舌腔的震動，還能發出聲音及語言的表達。另外也由於這是身體獲取氧氣的唯一途徑，所以它配合著身體動作快慢及耗能程度而進行吸排氣量的運動，除此之外呼吸系統也還肩負著調節身體溫度的重要工作。

其實宗氣正如同前面我所提出的有氧呼吸、無氧呼吸、以及缺氧呼吸這些概念的中式論點，尤其是氣與血的概念自古以來根本就是密不可分的東西，就好像在有氧呼吸裡頭的氧氣與紅血球是密不可分的概念一樣。只可惜現有的主流醫學裡硬是要將這兩者拆開來看，在醫院中，耳鼻喉科、胸腔內外科和心血管科室，根本是風馬牛不相及的科室，可是這些科室的相關病症其實也都源自於一個：缺氧！

●●●缺氧代謝和中醫的營氣

前面已經談過了身體的爐子以及身體取得氧氣的概念，但是所謂的巧婦難爲無米之炊，要起火取暖煮飯至少也要有柴火木炭吧，細胞如何攝取到營養和能量的獲得密不可分。

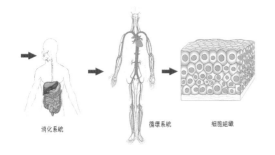

消化系統　　　循環系統　　　細胞組織

圖 68　營氣其實就是指我們身體的消化系統和它的運行。我們從食物中透過外消化系統的腸道將食物粉碎分解後，再透過靜脈的循環運送到肝臟再處裡或暫時藏，之後依照身體的需求將養分釋出到血液中隨著動脈循環系統送給全身細胞。

中醫體系裡認爲營氣是具有營養作用的氣，它們經常在脈中運行與血有著密切關係，由於營氣與血常一起運行在脈中，所以有「營血」之統稱。營氣主要由脾胃運化的水穀精微所轉化，它從中焦開始，經肺進入經脈，周流全身。營氣有陰的特性，能將氣轉化爲物質並且透過注入於脈中而成爲血液的組成部分，並促進了血液的生成。營氣亦會爲全身的生理活動提供營養[註8]。

用現在分子醫學的觀點來看，營氣其實就是指我們身體的消化系統和它的運行[註9]。我們從食物中透過外消化系統的腸道將食物粉碎分解後，再透過靜脈的循環運送到肝臟再處裡或暫時儲藏，之後依照身體的需求將養分釋出到血液中隨著動脈循環系統送給全身細胞。不論是水分、碳水化合物、脂肪、蛋白質，還是各類微量物質，都必須利用這套消化系統的運行達成適合細胞的所需物質，例如碳水化合物得先轉化成葡萄糖，脂肪必須先成為膽固醇或脂肪酸，蛋白質必須化解成胺基酸等等才能流入血液中，成為所謂血液中的營養。

其實現在絕大多數人類的問題並非是『營氣』不足，而是過多過剩以後所產生一大堆的疾病，例如糖尿病或肥胖等等問題。而這些問題的根源卻又像是在爐子裡塞滿了木柴煤炭一樣的情況，氧不夠、燒不旺、濃煙四起，相對缺氧了！

●●●缺氧代謝和中醫的衛氣

一個爐火燒得又大又旺那表示一切正常；燒不起來是因為沒柴沒氣；可是如果有火又有濃煙四起呢？那除了嗆

鼻流淚之外相信，你會將窗子立刻打開，如果濃煙過多時警報器將會馬上啓動 接著灑水器可能就噴出水來了，還是擋不住時，消防車可能很快的就駕臨現場。這就是中醫對『氣』非常獨到的概念之一：衛氣。

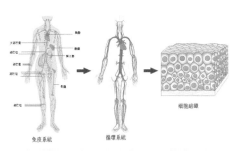

圖 69　衛氣其實就是結合我們身體的免疫系統、和排泄系統的運行。沿著大多數心血管循環系統的外圍也存有另一個淋巴循環系統，這裡面主要駐守著我們身體的免疫防衛大軍，裡面常駐守著軍隊、警察、及消防三大單位，共同維護著細胞世界的秩序。同時另一方面，人體最重要的體溫控制系統就是皮膚，透過汗腺排泄及收縮，可以調節身體的恆溫及能量的平衡。

中醫體系裡認爲衛氣是一種防禦作用的氣，它們負責保衛及抵抗外邪。衛氣與營氣一樣，都由脾胃運化的水穀精微所生成，但它們循行的位置卻不同：衛氣行於脈外，營氣行於脈中。營氣主要散布於橫膈膜及胸腹之內，而衛氣則在體外循行在皮膚之間，所以營氣屬陰、衛氣屬陽。一方面，衛氣保衛了身體並抵御外邪的入侵，另一方面，它調節及控制汗孔的開合與汗液的排泄，以及爲臟腑、肌肉及皮毛提供溫養作用[註 10]。

用現在分子醫學的觀點來看，衛氣其實就是結合我們身體的免疫系統、和排泄系統的運行[註11]。前面說過我們的消化系統是將養分透過心血管循環系統送往全身各處的細胞，而同樣的沿著大多數心血管循環系統的外圍也存有另一個淋巴循環系統，這裡面主要駐守著我們身體的免疫防衛大軍，裡面常駐守著軍隊、警察、及消防三大單位，共同維護著細胞世界的秩序。同時另一方面，人體最重要的體溫控制系統就是皮膚，透過汗腺排泄及收縮，可以調節身體的恆溫及能量的平衡。

當局部組織的細胞面臨到缺氧代謝的情況時，我們身上的免疫系統會很快的啟動發炎的機制，原本是為了讓細胞與細胞間多一點空隙以爭取較多氧氣的進入，但是一旦這種情況持續太久之後，細胞內部因為缺氧所產生大量的自由基將破壞細胞本身，所以反過來作為防衛警察的免疫系統將會對這不能用的細胞清除吞噬，否則突變的細胞將可能產生更大的傷害 對整個身體來說這種『衛氣』和『營氣』的平衡，也是幫助細胞從缺氧代謝朝向有氧代謝不可或缺的一種正反力量。

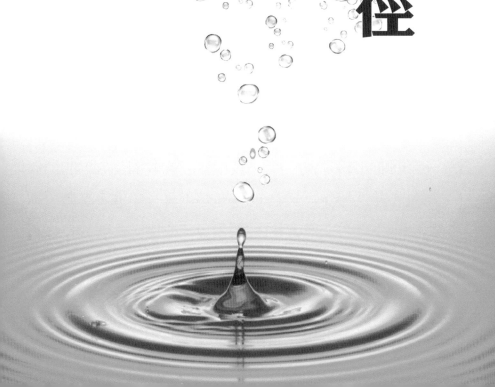

第 七 章

有氧途徑

●●● 38 兆個細胞的氧氣分配

前面已經討論過這麼多缺氧和有氧的相關問題，可是氧氣該如何到達身體的每一個細胞裡頭，好像也還沒有被認真的討論過。為了讓讀者對細胞為何會缺氧有深刻的警覺，我們應該把那經過十萬八千里漫漫長路的給氧艱辛過程完整的揭露出來。

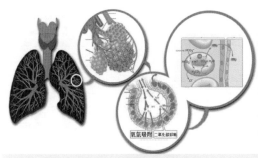

圖 70　每次吸氣大約有 500cc 的空氣經由鼻子吸進入身體，經過鼻毛、鼻腔、黏膜之後再通過氣管、絨毛過濾、沾黏、調溫，經過九彎十八拐的分枝小氣管後分配到 700 萬個小肺泡裡，氧氣的壓力就從 160mmHg 掉了 11 個 mmHg 毫米汞柱。透過肺泡和微血管氧的氣濃度梯度差異，將原本幾乎沒有氧氣的微血管從剩下 40mmHg 的情況，一下子透過擴散提升到 100mmHg 左右。

從我們的胸部肋骨的肌肉及橫膈膜的收縮及放鬆的動作開始，每次大約 500cc 的空氣經由鼻子吸進入身體，鼻毛先將一些大一點的粉塵給過濾掉之後，空氣就在鼻腔內先調節一點溫度，同時也進行再篩選沾黏動作以減少塵霾病菌數量。之後再通過長長的氣管，在不斷擾動的

絨毛過濾、沾黏、以及調溫之後，通過九彎十八拐的分枝小氣管後分配到 700 萬個小肺泡裡[註1]。光是這個過程，氧氣的壓力就從 160mmHg 掉了 11 個 mmHg 毫米汞柱。

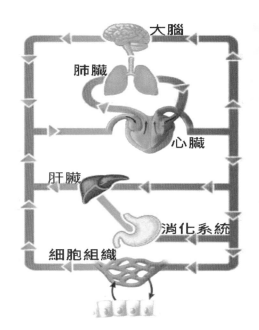

大腦

肺臟

心臟

肝臟

消化系統

細胞組織

圖 71　如果心臟力量減落了 10%，那全身各器官細胞平均所能獲得的氧氣也將直接的少了 10%（當然身體還有其他的代償方式，如心跳加速等），那有氧呼吸代謝產生的能量將會減少了多少倍呢？

在這些肺泡的外面緊緊的貼著一層微血管網，氧氣就透過肺泡和微血管中的氧氣濃度梯度的差異，將原本幾乎沒有氧氣的微血管從剩下 40mmHg 的情況，一下子透過擴散提升到 100mmHg 左右，當然肺泡中的氧氣也跟著只剩下 100 毫米汞柱的水平了[註2]。在這個過程中血液獲得氧氣多寡的關鍵之一就在紅血球上面的血紅素多寡及帶氧活性囉。

緊接著這些附在紅血球上的氧氣就會順著血流進入到心臟的左心房暫時停留一下，當二尖瓣膜一打開流滿下面的左心室（142 ml）[註3]，瞬間再度關起二尖瓣這艙門後，就靠左心室的收縮力強力壓送出大約 95cc 的血液給全身 65 兆個細胞使用，剩下的 47cc 也只能等到下次再擠出去囉[註4]。由於身上的血管總長大約是 161,000 公里[註5]，身體所有細胞能否得到充足氧氣的最關鍵因素，就只有靠這心臟的收縮壓送力。用很簡單的假設：如果心臟力量減落了 10%，那全身的細胞平均能獲得的氧氣也可能直接的少了 10%（當然身體還有其他的代償方式，如心跳加速等），那有氧呼吸代謝產生的能量會少了多少倍呢？

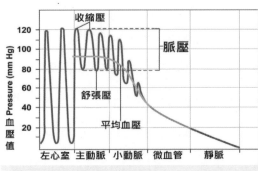

圖 72　在十六萬一千公里的血管中，細胞能否得到氧氣必須由血管的壓力來決定。血液從心臟射進主動脈時，平均血壓為 100 毫米汞柱左右，之後不斷分枝分岔血壓越來越小，到了微血管動脈側端還剩下 37mmHg，而在靜脈側就只剩下 17mmHg 的血壓，憑藉這 20 毫米汞柱的壓力差才可以正常的將氧氣給加速擴散及滲透到好幾百個細胞裡頭。

在這十六萬一千公里的血管路途中，我們在血液中的氧氣壓力只要沒有用掉就仍然還是 100 毫米汞柱，但是它們就像聖誕老公公一樣，在沿途中只要遇上有需要的部位就會一直分送氧氣出去，直到剩下 40mmHg 為止。只不過細胞能不能要得到這些氧氣則必須由血管的壓力來決定。因為當血液從心臟射出到主動脈之後，原本的平均血壓為 100 毫米汞柱左右，在一直不斷的分枝分岔之後漸漸地血壓越來越小，到了動脈側的微血管端還剩下 37mmHg，而在靜脈側就只剩下 17mmHg 的血壓了，就憑藉這 20 毫米汞柱的壓力差才可以正常的將氧氣給加速擴散甚至滲透到好幾百個細胞裡頭去[註6]。

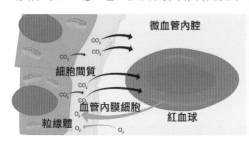

圖 73　氧氣要進入到粒線體這個雙層膜體裡面至少得有 5mmHg 才擴散得進去，有氧呼吸代謝才能運轉得動。

當氧氣到達了微血管網的小區域，除了上面所說的兩種壓力之外，影響氧氣進入到細胞的因素還有血管的通透度、小區域的酸鹼值、細胞和血管之間的距離、細胞和血管間的細胞阻隔數量、細胞間質構造、細胞膜的結構、細胞質的成分（如儲油小胞）、粒線體的數量和距離等

等因素，因爲至少氧氣要進入到粒線體這個雙層膜體裡面至少得有 5mmHg 才擴散得進去，有氧呼吸代謝才能運轉得動[註7]。

●●●身體的氧氣關卡

一般武俠小說裡許許多多的武林人士爲了打通類似任督兩脈的關卡，常常就會進行所謂的閉關練功，也不知耗了多少的年月的練功之後，一旦出關就成了名震天下的大俠。我們身體裡任何運行也有許許多多的關卡，還好所有的細胞對於氧氣的需求則是翹首期盼的熱烈歡迎，所以雖然有關卡但是只要你還是健康的人，基本上還都是綠色通道比較多。

鼻腔：主要是用來調節空氣的濕度、溫度，過濾較大雜質，以及分辨氣味，但是常常會因爲缺氧發炎、鼻塞、過敏及息肉等因子減低空氣進入。

喉嚨：主要用來分隔及導引空氣和食物進入不同的管道。但如果因爲長期缺氧使得喉嚨附近的肌肉組織鬆弛而造成上呼吸道阻塞，將因此使呼吸道收窄而

引發堵塞性的睡眠時呼吸暫停，而產生更嚴重的缺氧和打鼾。

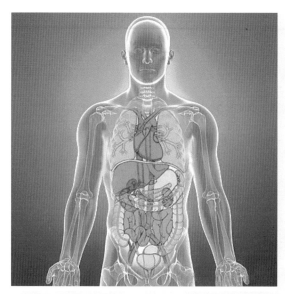

圖74 身體的氧氣重要關卡。鼻腔：主要是用來調節空氣的濕度、溫度，過濾較大雜質。喉嚨：主要用來分隔及導引空氣和食物進入不同的管道。氣管：主要用來導引及過濾空氣進入肺泡。肺泡：主要用來交換氧氣及二氧化碳進入血液。紅血球：主要用來搭載及運送氧氣進入循環系統。血管：主要用來組構身體的氧氣及養分運輸循環系統。動脈體：主要用來偵測血氧濃度。心臟：主要用來推動血液流動，並形成血管的血壓。腎臟：主要用來偵測及調節血液壓力不足、過濾雜質及刺激紅血球生長。脾臟：主要用來調節紅血球新陳代謝，並回收利用鐵元素。細胞間質：主要供給細胞單元做結構支撐、溝通、運輸及保護作用。粒線體：主要供給細胞進行有氧呼吸代謝以產生大量能量。

氣管：主要用來導引及過濾空氣進入肺泡，但如果因為長期缺氧誘發慢性發炎之後，將形成氣管過敏而使呼吸道狹窄而產生嚴重缺氧。

肺泡：主要用來交換氧氣及二氧化碳進入血液，但如果因為長期缺氧造成慢性發炎及間質破損時，將形成肺泡纖維化而產生惡化性缺氧。

紅血球：主要用來搭載及運送氧氣進入循環系統，但如果因為紅血球數量過多或過少、形狀變異、血紅素數量不足，鐵原子價性過大等情況，將造成慢性缺氧問題。

血管：主要用來組構身體的氧氣及養分運輸循環系統，但如果因為內膜破壞、管路沉澱、管徑縮小、通透變差、或栓塞堵阻等情況，形成血流不足及阻力過大等現象而發生慢性缺氧問題。

動脈體：主要用來偵測血氧濃度、二氧化碳濃度及血液酸鹼程度，但如果因為功能失調或萎縮破壞，則將發生嚴重的全身性缺氧問題。

心臟：主要用來推動血液流動，並形成血管的血壓，但如果因為梗塞、發炎、收縮力減退、二尖瓣膜

脫垂、慢性衰竭等問題，將直接造成全身性慢性缺氧問題。

腎臟：主要用來偵測及調節血液壓力不足、過濾血液雜質及刺激紅血球生長，但如果因爲缺氧誘發慢性發炎、梗塞、纖維化、衰竭等事件，將造成全身性慢性缺氧問題。

脾臟：主要用來調節紅血球新陳代謝，並回收利用鐵元素，但如果因爲缺氧誘發慢性發炎、梗塞、及衰竭等事件，將造成全身性慢性缺氧問題。

細胞間質：主要供給細胞單元做結構支撐、溝通、運輸及保護作用，但如果因爲缺氧造成金屬蛋白消化酶破壞而促成纖維化，則將加劇氧氣及養分進入的滲透阻力和擴散距離。

粒線體：主要供給細胞進行有氧呼吸代謝以產生大量能量。但如果因爲缺氧造成粒線體破壞、數量不足，或數量過剩，則產生慢性缺氧或能量不足的基本

問題。

●●●細胞獲取最多氧的呼吸方法

前面已經討論過氧氣從外面到達肺泡的途徑和關卡，因此任何加強這些器官的功能，同時又能減低進氧阻力的方式，都是對身體獲取有效氧氣的正向途徑。而我們祖先在幾千年前就觀察到模仿長壽生物（如烏龜）的呼吸方式，竟然可以延長生命[註8]，同時也透過不同的教派及醫學體系發現了最佳也最科學的呼吸方式：調息式呼

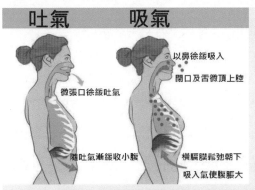

圖75 調息式呼吸。透過自主意識，將嘴唇微閉，眼正向平視頭微朝下，放鬆肚子，徐緩的從鼻孔吸氣進入鼻腔，舌頭微向上用力頂住口腔上顎，盡量將空氣感覺經過喉嚨並向下灌滿，好像吸入腸子一般而使腹部充漲。之後在舌頭微頂住上顎的情況下，用最遲緩的速度將氣體從嘴部徐徐吐出。

吸。透過自主意識，將嘴唇微閉，眼正向平視頭微朝下，放鬆肚子，徐緩的從鼻孔吸氣進入鼻腔，舌頭微向上用力頂住口腔上顎，盡量將空氣感覺經過喉嚨並向下

灌滿，好像吸入腸子一般而使腹部充漲。之後在舌頭微頂住上顎的情況下，用最遲緩的速度將氣體從嘴部徐徐吐出[註9]。

由於我們的肺部容積平均大約是 5000cc 左右，可是我們平時在正常的呼吸量（潮氣量）卻只有 350 到 500cc 而已，當然在我們激烈運動時還可以增加到 3000 左右的最大吸氣儲備容積，剩餘的肺部區域或容積其實是少有進行呼吸交換功能，所以稱為陰影區或死肺區（Dead space）[註10]。而這些區域大多分布在肺葉的下方和橫膈膜交接的部位，因此透過這種呼吸的方式，可以將活化這些肺部死區，也可以明顯的增加血液的氧氣含量。

徐緩的呼氣及吸氣動作將增加肺泡的氧氣交換效率，使氧氣、二氧化碳以及血紅素的反應達到較佳狀態。而肚子放鬆才能使橫膈膜及相關肌肉鬆弛，以促使肺葉下方容易充漲空氣。同時空氣透過鼻孔停留鼻腔，以及頭微朝下、舌頭上頂等等動作，除了使空氣順利進入氣管之外，還能刺激大腦的呼吸中樞，用以調控呼吸的平滑肌肉動作。

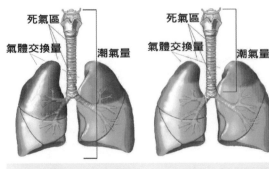

死氣區
氣體交換量
潮氣量

死氣區
氣體交換量
潮氣量

圖 76 肺部容積平均大約是 5000cc 左右，可是我們平時在正常的呼吸量（潮氣量）卻只有 350 到 500cc 而已，當然在我們激烈運動時還可以增加到 3000 左右的最大吸氣儲備容積，剩餘的肺部區域或容積其實是少有進行呼吸交換功能，所以稱為陰影區或死肺區（Dead space）。

●●● 細胞獲取最多氧的心臟強度

前面曾經討論過心臟是決定細胞能否得到氧氣的最關鍵因素，而心臟的射出血量及以心肌收縮力則是構成心臟強度的核心。因此強化心臟射血量及心臟肌力才是根絕缺氧的最根本工作。

心肌細胞的收縮運作是先經由細胞外較高濃度的鈉離子壓力通過鈉通道後，形成心臟的去極化電波，因此迅速開啟了鈣離子通道讓少量的鈣離子進入。鈣離子在進入心肌細胞內之後，會再次觸發心肌細胞裡特有的肌質網（sarcoplasmic reticulum）受體，進而促使原本儲存在基質網內的磷化鈣離子大量釋放出來，供給肌原纖

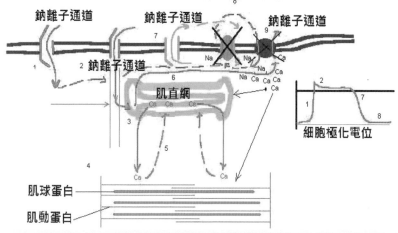

圖 77 心肌細胞的收縮是先由細胞外高濃度的鈉離子壓力通過鈉通道後，形成心臟的去極化電波，而開啟鈣離子通道讓少量的鈣離子進入。鈣離子在進入心肌細胞內之後，會再次觸特有的肌質網 (sarcoplasmic reticulum) 受體，促使肌質網內的磷化鈣離子大量釋放出來，供給肌原纖維蛋白 (myofribils) 作用，而產生心肌收縮的現象。在這同時鉀離子通道也開啟，使細胞內原本較高濃度的鉀離子迅速的主動運輸到細胞外面，而發生再去極化電波。雖然少量的鈣離子很快的利用鈉鈣離子交換通道被送回到細胞外，但大量的鈉和鉀離子不平衡現象只能藉由鈉鉀離子幫浦酶 (Na+-K+ATPase)，用大量的 ATP 能量將鈉離子抽出細胞外，同時也將鉀離子送入細胞內，而形成完整的極化電波。當這項動作完成後，心肌細胞的電位又回到之前情況，可以準備在進入下一次收縮的狀態。

維蛋白 (myofribils) 作用，而產生心肌收縮的現象。而在這同時鉀離子通道也開啟，使細胞內原本較高濃度的鉀離子迅速的主動運輸到細胞外面，而發生再去極化電波。雖然隨後這些少量的鈣離子很快的利用鈉

鈣離子交換通道被送回到細胞外，但由於這種大量的鈉和鉀離子不平衡現象並非是原有心肌細胞的常態，因此這時只能藉由一個特殊的蛋白酶：鈉鉀離子幫浦酶（Na+−K+ATPase），像冷氣機一樣的情況，用大量的 ATP 能量將鈉離子抽出細胞外，同時也將鉀離子送入細胞內，而形成完整的極化電波。當這項動作完成後，心肌細胞的電位又回到之前情況，可以準備在進入下一次收縮的狀態[註11]。

因此要強化心臟收縮力及射出血量，除了消極的減少一些心臟的前後血流阻力之外，真正良性的方法只能透過抑制鈉鉀幫浦酶的方式，將鈉鉀離子保持在『再去極化』的電位狀態一小陣子，以增加一點鈣離子濃度而強化心肌收縮力，同時也因此減少心肌細胞在運用鈉鉀離子幫浦酶時所耗用大量的 ATP 能量[註12]。

●●●細胞獲取最多氧的血液組成

前面曾經討論過血液的主要功能是用來運載紅血球，而紅血球的單一功能只有運載血紅素，血紅素的唯一功能只有吸附和釋放氧分子。因此在策略上要使血氧提高，

則需要在血液、紅血球、及血紅素三者之間盡量取得最佳條件。

在正常狀態下，身上每 CC 的血液中大概有 380 萬到 600 萬個紅血球數量，如果低於 380 萬個則屬於失血過多的貧血情況，紅血球會因為無法獲取足量的氧而使身體發生缺氧情況。但如果高於 600 萬個以上的情況時，則可能是身體已經嚴重缺氧，而為了代償缺氧問題，透過缺氧誘發因子 HIF 分泌紅血球生成素（EPO），進而刺激製造的過多紅血球。但是這情況將很容易形成紅血球堆疊、減低血流速度、血液濃稠、以及形成巨大血栓造成梗塞等更嚴重的問題。因此良好的血液應該是在這範

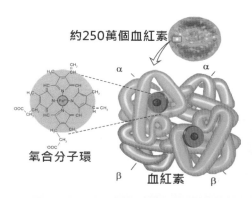

約250萬個血紅素

氧合分子環

α   α

β   血紅素   β

圖78 每個紅血球都含有 100 萬至 250 萬個血紅素，而每個血紅素都可以結合 4 個氧分子，因此只要能完全結合氧氣的話，每顆紅血球將可以搭載 1000 萬個氧分子循環身體一圈。而在所有血紅素的中間都必須結合一個二價鐵離子（Fe2+）或一個三價鐵離子（Fe3+）才能成型。但是結合了三價鐵離子的血紅素（ferrihemoglobin）卻不能搭載附著氧分子，粗俗的形容是佔了茅坑不拉屎，這將使得血紅素的帶氧活性降低。

圍內盡量偏低的情況下 （如每毫升 450 至 500 萬個）
爲佳[註13]。

每個紅血球都含有 100 萬至 250 萬個血紅素，而每個血
紅素都可以結合 4 個氧分子，因此只要能完全結合氧氣
的話，每顆紅血球將可以搭載 1000 萬個氧分子循環身
體一圈[註14]。而在所有血紅素的中間都必須結合一個二
價鐵離子 (Fe^{2+}) 或一個三價鐵離子 (Fe^{3+}) 才能成型。
但是結合了三價鐵離子的血紅素 (ferrihemoglobin) 卻
不能搭載附著氧分子，粗俗的形容是佔了茅坑不拉屎，
這將使得血紅素的帶氧活性降低[註15]。因此對血液功能來
說，最好的給氧策略就是激化紅血球能盡量多生成足量
的血紅素，以及減少三價鐵對血紅素的帶氧能力干擾。

而氧氣必須要在適當的酸鹼度以上（偏鹼）的血液環境
才能附著在血紅素上面，同時也必須在一定的酸鹼度以
下（偏酸）的血液環境才會從血紅素上面釋放出來，這
個現象醫學上稱做波爾效應 (Bohr effect)。換個話說
也就是讓肺泡附近的血液要呈現比較鹼性一些時，血紅
素帶氧的飽和度整體將會提高很多[註16]，畢竟在各個器官

組織的細胞群環境總是比肺泡區還要呈酸性，尤其是已經呈現缺氧的身體狀態下更是需氧孔急！

●●●細胞獲取最多氧的血管構造

之前曾討論過血管的主要功能是用構建氧氣和養分的運輸溝通，因此它們的內部構造就必須要絕對的平順無阻力，同時還得兼具調控管徑及壓力，而且還能快速又安全的交換血氧。

緊閉型微血管　　多孔型微血管　　多篩型微血管

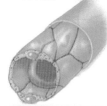 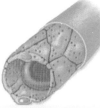

圖 79 絕大多數的微血管構造都屬於連續式的微血管，也就是內膜層細胞是連續不斷沒有空隙的管路，同時在外層還有一層彈力蛋白及膠原蛋白等纖維組織所構成的基底膜用以連結細胞群。另一種叫做多孔式的微血管，則在內膜層的細胞上有許多的孔隙，主要目的是用來增大過濾的效率。還有一種叫做寶狀式的微血管，則是在內膜層以及外面的基底膜都露出很大的裂孔，主要目的是使血管裡外的特殊細胞，如紅、白血球和血漿等能輕易通過。

就像在高速公路或快速道路的兩旁基本上是不可能有商家店面或住宅的道理一樣，我們的大中小血管的也是像

高速公路或快速道路那樣是不提供紅血球停留供氧氣給周邊細胞。因此這些血管的構造就都分成三層，包括在最裡層主要供給血液流暢通過的血管內膜，夾在中間支撐血管構造以及調控血壓的平滑肌肉層，還有在最外面固定血管位置和組織關係的締結層。這些和供氧最關聯的就是因為內膜破損後所衍伸的血管粥狀動脈硬化，狹小了管徑並減緩了部分血流。而平滑肌層則在末梢血壓血流過小時，引發了全面型的收縮以增大血壓。

但是和細胞最息息相關的卻是微血管種類和數量，所有微血管的構造基本上只剩一層細胞所構成的血管內膜層和包覆在外面的一層基底膜。因為這裡是紅血球用來釋出氧氣並擴散到細胞群的地方，因此不同的構造便會影響到擴散的效率和滲透的壓力。絕大多數的微血管構造都屬於連續式的微血管，也就是內膜層細胞是連續不斷沒有空隙的管路，同時在外層還有一層彈力蛋白及膠原蛋白等纖維組織所構成的基底膜用以連結細胞群。在大腦的微血管這層基底膜被神經膠質細胞所替代，而形成所謂的血腦屏障，所有的氧氣和養分則得透過它們在傳遞給神經元細胞使用。另一種叫做多孔式的微血管，則

在內膜層的細胞上有許多的孔隙，主要目的是用來增大過濾的效率，在腎小球裡面的微血管就是最經典的多孔微血管集合體。還有一種叫做竇狀式的微血管，則是在內膜層以及外面的基底膜都露出很大的裂孔，主要目的是使血管裡外的特殊細胞，如紅、白血球和血漿等能輕易通過，在骨髓、淋巴結、肝臟、脾臟等處有很多這類微血管。

由於絕大多數細胞是過著群居的生活，也因此它們都是被微血管網所包覆住。好處是氧氣和養分的資源可以共享，但是一旦上游的小血管堵住之後，恐怕這區的細胞群就得面臨缺氧的困境，尤其是位在這『小區』的深宮內部的細胞們更是常淪落為缺氧的超級貧戶囉。

●●●細胞獲取最多氧的細胞外組成

前面已經討論過氧氣從鼻孔到肺泡之間的『外呼吸』，也簡單的描述了氧氣進入人體後的主要運載影響因子，現在再讓我們探討一下氧氣從微血管中的紅血球下車之後，如何到達細胞中的粒線體這段『內呼吸』的影響因子。

不論是滲透還是擴散，氧氣總是從高濃度的地方往低濃度的地方移動。雖然距離只有短短的幾十納米（~0.00000003 公尺），但是這段路程首先將遇上細胞外基質（Extracellular matrix，或稱細胞間質）的阻力。很多讀者或許還對這『細胞外基質』有點陌生，但如果我們用『細胞和細胞之間的東西』來形容應該就清楚一些了。細胞外基質主要的組成是多種蛋白聚醣（proteoglycan）的複合體，最多的是大家耳熟能詳的膠原蛋白、彈力蛋白和纖維蛋白等物質，我們無時無刻都看到摸到的指甲，其實也是細胞外基質的明顯延伸作用。

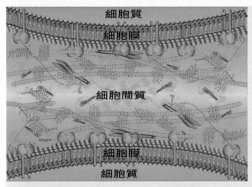

圖 80　細胞外基質（細胞間質）主要的組成是多種蛋白聚醣（proteoglycan）的複合體，最多的是膠原蛋白、彈力蛋白和纖維蛋白等物質。細胞間質的密度和組成可減少 40% 以上的氧分子通過，而當我們細胞間質因為缺氧而被金屬基質消化蛋白酶（MMP）破壞後，旁邊的纖維母細胞反而會釋出更多的纖維蛋白將這裡包覆修補，這使得氧氣擴散通過時的阻力加大。

研究顯示細胞間質的密度和組成可減少達 40% 以上的氧分子通過，而當我們細胞間質因為缺氧而被金屬基質消

化蛋白酶破壞後，旁邊的纖維母細胞反而會釋出更多的纖維蛋白將這裡包裹起來，這將使得氧氣再擴散通過時的阻力加大，而發生貧者越貧的缺氧現象[註17]。像這類的情況常常在我們身體受到外傷或者手術之後的傷口周邊細胞，由於這種貧者越貧的現象，促使細胞最後形成傷疤的小腫瘤以及很多人看不見的組織沾粘問題。

當氧氣經過 161000 公里來到細胞膜外面的時候，氧氣仍然是運用擴散的方式通過油質成分的細胞膜。由於氧分子非常的小，在通過磷脂質雖然有阻力，但是卻必須積存在比較高濃度的張力條件下，才能利用高氧氣梯度進入到細胞質內部。同樣的，當氧分子千辛萬苦到達兩層膜包覆的粒線體外部時，也一樣得利用這種方法才能供給粒線體製造能量使用。只不過在不同細胞內部有不同的胞器阻隔著氧氣的通行，例如脂肪細胞內部就有很巨大體積的儲油胞器，當氧氣進行的方向面臨到阻隔時，細胞對氧的需求及敏感度則越高，這也是脂肪細胞容易缺氧並引起發炎的原因之一。

許多細胞如肌肉細胞、大腦神經元細胞等等因為它們所

扮演的功能關係，必須要有多幾個粒線體以產生大量的能量。問題是當這些細胞面臨到缺氧的環境時，不足夠的氧氣進入這些細胞後，因爲被多個粒線體所瓜分後，將形成僧多粥少的情況，反而讓氧氣的梯度降低，因此產生更大量的自由基而嚴重損傷細胞本身。類似的情況可以在許多的職業如運動員、體力勞動者、腦力耗用者等等職業的退休人群身上看見。

氧氣張力的梯度和距離又是密不可分的關係，以脂肪細胞爲例，當我們成長到青少年時期，身上的脂肪細胞的數目就大致固定，代表著血管和脂肪細胞的關係達到平衡狀態，氧氣擴散到細胞內供給粒線體之間的距離是穩定的。但是隨著脂肪細胞不斷的脹大，例如以圓球形體積達到原來的 2 倍大，則直線的距離就拉長了 1.26 倍以上，也就是說在同一時間內粒線體對氧氣的獲取量也可能減少至少 26% 至 50% 以上，那細胞產生能量的損失可能就是這基數稱上 19 倍囉！

第 八 章

天行健，君子以自強不息

說真的，我既非心臟科醫師也非中醫師，更甭談是腫瘤科、腎臟科等等醫療單位之背景出世，雖然我家人、親友曾經都因這個疾症所苦甚至過逝，但我們最終也活了接近半百的歲月，幹嘛非要自找麻煩地寫下這本與既有醫療行爲完全不同觀念的書？我想就是心裡總是有一股打抱不平的態度及初生之犢的勇氣吧！

二千四百年前，西方醫學之父：希波克拉底，影響西方醫學以解剖與臨床爲主流之醫師，並在古希臘時就以立下俗稱醫師誓詞的希波克拉底誓詞，成爲幾千年來西方醫生傳統上行醫的道德規範起源。經過兩千多年來的演變，隨著西方經濟、軍事與科學的崛起，使得這西方醫學成爲了醫學的主流。只可惜這條發展的脈絡史是以解剖死人爲主的唯物科學發展下去，這讓「主流」的藥學與臨床醫學對所有的疾病視爲敵人，因此不是施以「刀槍」，便是投以「毒物」以求快、狠、準。這就好像現在滿街的速食餐飲一般，只能對腸胃的饑渴投予所好式的「商業化」，並讓人再度消費爲目的。不消說，當「利」字擺中間之時，道德誓詞自然置兩旁了！

演化到今，醫院、診所藥局的開立與保險（含健保）

的封閉型對價關係，藥物研發、器材製造的觀念與政府的「主流」態度等也是這樣。最具商業潛力的藥物以吃不死、醫不好、立見效之「治標」為首要目標（例如高血壓藥物），畢竟這最好賺。對醫師來說病人能多檢驗那就盡量多花一些，反正業績掛帥之下，病人也願意（保險給付）之下，皆大歡喜。再者，越是檢驗越有機會開刀進房，當然這對醫院上上下下自是雨露均霑，病人也能額手稱慶，畢竟眼中釘、肉中刺一次就刀入病除。也因此沒有人會知道病從那裡來，反正下次再長出時，再進醫院診所或藥局之時，只會隱約聽到「歡迎光臨」的嗶嗶刷卡聲，能不能出來就只能看病人的造化了！這也是為什麼急性病症（如細菌感染、病毒防範、外科傷害等）可以很快解除，但對於慢性病症，「主流」只能治標並且常能讓病人走入不可挽回的惡性循環裡！

至於「非主流」（例如中醫）從四千年前就以臨床診視活人輔以藥食同源為主，並加入內外在環境與自體機能運轉等協合平衡概念，而發展出特有的運作系統（如氣血、經絡），只可惜這條發展的脈絡由於經濟、軍事與科學的落後，在現今打入「非主流」之列！現有中醫

由於藥材、器材、教育方式與行醫環境等限制，雖然有尋求治本之態，但仍然無法適應現今社會的發展趨勢，只走向經驗學、考古學的框框之中，無法擺脫祖宗的陰影！

所幸近年來還有一些新興的醫學類相關科學，諸如分子生物學、基因學等等，在投入醫療體系後，隱然形成一股「不入流」的醫學，再藉由預防醫學的概念興起，或許可以將這些慢性疾病（心血管、腫瘤、代謝、生殖等等疾病），結合上述主流與非主流醫學的優點，尋求治本式的方法實現。

就像是我研究血管的動脈粥狀硬化一樣，它的形成大概需要 20-30 年左右，然而許多朋友仍然期望著是否能在幾天甚或幾月內「藥到病除」呢？結論恐怕很困難。相同的，經過各位讀者幾年之間所「培養」出來的「三高」，是否能在看完本書之後尋法在幾天內消除它，我的結論依然不表樂觀，畢竟「冰凍三尺非一日之寒」！但是我仍然依我這「不入流」的醫學精神，提供各位讀者最新的醫學解答和以這最古老的醫學觀念「天行健，君子以自強不息」作為各位和這些疾病作戰的最高指導原則！

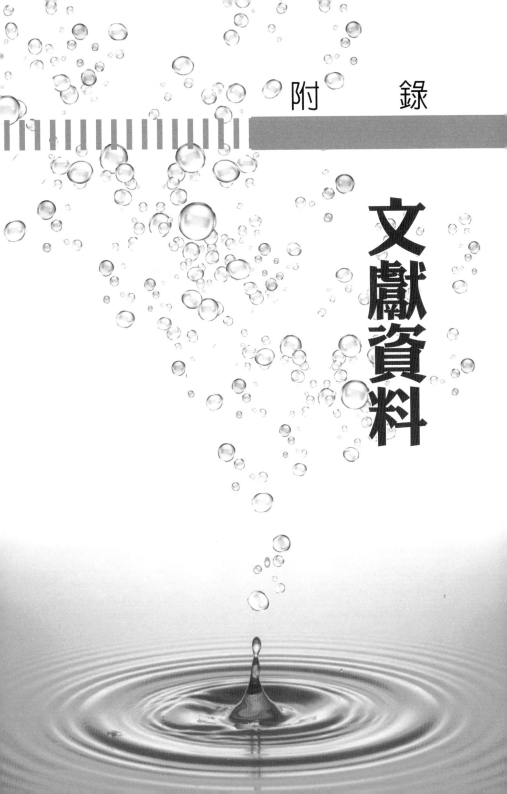

附　　錄

文獻資料

第一章 諾貝爾獎的缺氧傳奇

1. The Prime Cause and Prevention of Cancer, Revised lecture at the meeting of the Nobel-Laureates on June 30, 1966, at Lindau, Lake Constance, Germany, Otto Warburg

2. Studies on the Chemical Nature of the Substance Inducing Transformation of Pneumococcal Types: Induction of Transformation by a Desoxyribonucleic Acid Fraction Isolated from Pneumococcus Type Iii. J Exp Med ,1944, 79 (2): 137–158. Avery OT, et al.

3. Homeopathic Hassle, Time, 1956-08-20.

4. Mein Kampf gegen den Krebs: Erinnerungen eines Arztes, C. Bertelsmann (1981) ISBN 3570047369 , Issels MD, Josef

5. Groups slam 'black holes' in healthcare, Taiwan News , Sep 22, 2011 - Page 2

6. Desferrioxamine induces erythropoietin gene expression and hypoxia-inducible factor 1 DNA-binding activity: implications for models of hypoxia signal transduction. Blood. 1993 Dec 15;82(12):3610-5. Wang GL, et al.

7. Andrew Pollack for the New York Times. February 27, 2004 F.D.A. Approves Cancer Drug From Genentech

8. Bevacizumab for neovascular age related macular degeneration (ABC Trial): multicentre randomised double masked study. BMJ 340: c2459. 2010. Tufail, A. et al.

9. Critics condemn bowel cancer drug rejection. BBC News Health Reporter Retrieved 2010-08-24. Briggs, H.

10. Medicare Eye Study Finds Untapped Savings, Mundy, Wall Street Journal, June 17, 2010, Alicia.

11. Vascular endothelial growth factor induced by hypoxia may mediate hypoxia-initiated angiogenesis. Nature. 1992 Oct 29;359(6398):843-5. Shweiki D. et al.

12. Macrovascular and microvascular endothelium during long-term hypoxia: alterations in cell growth, monolayer permeability, and cell surface coagulant properties. J Cell Physiol. 1991 Jan;146(1):8-17. Shreeniwas R. et al.

13. Studies of type IV collagenase regulation by hypoxia. Cancer Lett. 1998 Feb 27;124(2):127-33. Himelstein BP. et al.

14. Release of reactive oxygen by hepatocytes on reoxygenation: three phases and role of mitochondria. Am J Physiol. 1992 Jun;262(6 Pt 1):G1015-20. Littauer A. et al.

15. Hypoxia-induced intracellular acidification in isolated sheep heart Purkinje fibres and the effects of temperature. J Mol Cell Cardiol. 1994 Apr;26(4):463-9. Bright CM. et al.

16. Glucose, sulfonylureas, and neurotransmitter release: role of ATP-sensitive K+ channels. Science. 1990 Feb 16;247(4944):852-4. Amoroso S. et al.

17. Hypoxia-mediated induction of endothelial cell interleukin-1 alpha. An autocrine mechanism promoting expression of leukocyte adhesion molecules on the vessel surface. J Clin Invest. 1992 Dec;90(6):2333-9. Shreeniwas R. et al.

18. Role of sex hormones in development of chronic mountain sickness in rats. J Appl Physiol (1985). 1994 Jul;77(1):427-33. Ou LC. et al.

19. Effects of acute moderate hypoxia on anaerobic capacity in endurance-trained runners. Eur J Appl Physiol. 2007 Sep;101(1):67-73. Friedmann B. et al.

20. Compiling Multicopy Single-Stranded DNA Sequences from Bacterial Genome Sequences. Genomics Inform. 2016 Mar;14(1):29-33. Yoo W. et al.

21. Interrelated modules in cyanobacterial photosynthesis: the carbon-concentrating mechanism, photorespiration, and light perception. J Exp Bot. 2016 Apr 25. Montgomery BL. et al.

22. Molecular evolution of mitochondrial coding genes in the oxidative phosphorylation pathway in malacostraca: purifying selection or accelerated evolution? Mitochondrial DNA A DNA MappSeq Anal. 2016 Mar 8:1-4. Zhang D. et al.

23. The fetal brain sparing response to hypoxia: physiological mechanisms. J Physiol. 2016 Mar 1;594(5):1215-30. Giussani DA.

24. Validation of the qi blood yin yang deficiency questionnaire on chronic fatigue. Chin Med. 2016 May 2;11:24. Kim J. et al.

第二章 缺氧型慢病

1. Overexpression of HE4 (human epididymis protein 4) enhances proliferation, invasion and metastasis of ovarian cancer. Oncotarget. 2016 Jan 5;7(1):729-44. Zhu L, et al.

2. Akt mediated ROS-dependent selective targeting of mutant KRAS tumors. Free Radic Biol Med. 2014 Oct;75 Suppl 1:S13. Iskandar K, et al.

3. Histone acetylation and the cell-cycle in cancer. Front Biosci. 2001 Apr 1;6:D610-29. Wang S. et al.

4. Dual blockade of vascular endothelial growth factor (VEGF) and basic fibroblast growth factor (FGF-2) exhibits potent anti-angiogenic effects. Cancer Lett. 2016 Apr 26;377(2):164-173. Li D,et al

5. T-box transcription factor brachyury promotes tumor cell invasion and metastasis in non-small cell lung cancer via upregulation of matrix metalloproteinase 12. Oncol Rep. 2016 May 9. Wan Z, et al.

6. Angiotensin II type 1 receptor antagonists in animal models of vascular, cardiac, metabolic and renal disease. Pharmacol Ther. 2016 Apr 27. pii: S0163-7258(16)30041-9. Michel MC, et al.

7. Age-dependent metabolic effects of repeated hypoxemia in piglets. Can J Physiol Pharmacol. 2000 Apr;78(4):321-8. Côté A, et al.

8. Effect of exercise on cardiovascular ageing. Age Ageing. 1993 Jan;22(1):5-10. Kasch FW, et al.

9. 只用降壓藥，找死—高血壓革命，顧微鏡文化事業出版社 2012.05 , ISBN-9789868824300，陳志明

10. Insulin-stimulated glucose uptake in healthy and insulin-resistant skeletal muscle. Horm Mol Biol Clin Investig. 2015 Oct 20. Deshmukh AS.

11. On the role of FOX transcription factors in adipocyte differentiation and insulin-stimulated glucose uptake.J Biol Chem. 2009 Apr 17;284(16):10755-63. Gerin I, et al.

12. Does Inflammation Mediate the Association Between Obesity and Insulin Resistance? Inflammation. 2016 Mar 8. Adabimohazab R, et al.

13. A novel insulin receptor-signaling platform and its link to insulin resistance and type 2 diabetes. Cell Signal. 2014 Jun;26(6):1355-68. Alghamdi F, et al.

14. Leptin level lowers in proportion to the amount of aerobic work after four weeks of training in obesity. SHorm Metab Res. 2015 Mar;47(3):225-31. Salvadori A, et al.

15. Effects and relationship of intermittent hypoxia on serum lipid levels, hepatic low-density lipoprotein receptor-related protein 1, and hypoxia-inducible factor 1α. Sleep Breath. 2016 Mar;20(1):167-73. Li P, et al.

16. Evaluation of serum lipid profile, body mass index, and waistline in Chinese patients with type 2 diabetes mellitus.Clin Interv Aging. 2016 Apr 18;11:445-52. Cui R, et al.

17. Acute and chronic hypoxia: implications for cerebral function and exercise tolerance. Fatigue. 2014;2(2):73-92. Goodall S, et al.

18. Divergent role for MMP-2 in myelin breakdown and oligodendrocyte death following transient global ischemia.J Neurosci Res. 2010 Mar;88(4):764-73. Walker EJ, et al.

19. Differential responses of blood-brain barrier associated cells to hypoxia and ischemia: a comparative study. Fluids Barriers CNS. 2015 Feb 17;12:4. Engelhardt S, et al.

20. The Effects of Hypoxia and Inflammation on Synaptic Signaling in the CNS. Brain Sci. 2016 Feb 17;6(1). pii: E6. Mukandala G, et al.

21. Intranasal deferoxamine attenuates synapse loss via up-regulating the P38/HIF-1α pathway on the brain of APP/PS1 transgenic mice. Front Aging Neurosci. 2015 Jun 2;7:104. Guo C, et al.

22. 子宮內膜革命，商周出版社 ,2011.06, ISBN:978986120870 陳志明

23. Structural changes in endometrial basal glands during menstruation. BJOG. 2010 Sep;117(10):1175-85. Garry R, et al.

24. Survivin, MMP-2, MT1-MMP, and TIMP-2: their impact on survival, implantation, and proliferation of endometriotic tissues. Virchows Arch. 2012 Nov;461(5):589-99. Londero AP, et al.

25. Correlation between matrix metalloproteinase-9 and endometriosis. Int J Clin Exp Pathol. 2015 Oct 1;8(10):13399-404. Liu H, et al.
26. Mechanisms of normal and abnormal endometrial bleeding. Menopause. 2011 Apr;18(4):408-11. Lockwood CJ.
27. Endometriosis presenting with hemorrhagic ascites, severe anemia, and shock. Am J Emerg Med. 2013 Jan;31(1):272.e1-3. Morgan TL, et al.
28. Tyrosine hydroxylase and regulation of dopamine synthesis. Arch Biochem Biophys. 2011 Apr 1;508(1):1-12. Daubner SC, et al.
29. Programming of Dopaminergic Neurons by Neonatal Sex Hormone Exposure: Effects on Dopamine Content and Tyrosine Hydroxylase Expression in Adult Male Rats. Neural Plast. 2016;2016:4569785. Espinosa P, et al.
30. Relationship between dopamine deficit and the expression of depressive behavior resulted from alteration of serotonin system. Synapse. 2015 Sep;69(9):453-60. Lee M, et al.
31. Lewy Body Dementias: Dementia With Lewy Bodies and Parkinson Disease Dementia. Continuum (Minneap Minn). 2016 Apr;22(2 Dementia):435-63. Gomperts SN.
32. Induction of Nerve Injury-Induced Protein 1 (Ninjurin 1) in Myeloid Cells in Rat Brain after Transient Focal Cerebral Ischemia. Exp Neurobiol. 2016 Apr;25(2):64-74. Lee HK, et al.
33. PUMA is invovled in ischemia/reperfusion-induced apoptosis of mouse cerebral astrocytes. Neuroscience. 2015 Jan 22;284:824-32. Chen H, et al.
34. Stroke neuroprotection: targeting mitochondria. Brain Sci. 2013 Apr 19;3(2):540-60. Watts LT, et al.
35. Eutopic and ectopic stromal cells from patients with endometriosis exhibit differential invasive, adhesive, and proliferative behavior. Fertil Steril. 2013 Sep;100(3):761-9. Delbandi AA, et al.
36. Enhanced cyclooxygenase-2 expression levels and metalloproteinase 2 and 9 activation by Hexachlorobenzene in human endometrial stromal cells. Biochem Pharmacol. 2016 Jun 1;109:91-104. Chiappini F, et al.
37. MR diagnosis of diaphragmatic endometriosis. Eur Radiol. 2016 Feb 12. Rousset P, et al.
38. Vascular endothelial growth factor pathway in endometriosis: genetic variants and plasma biomarkers. Fertil Steril. 2016 Apr;105(4):988-96. Vodolazkaia A, et al.
39. The expression of histone deacetylase 1, but not other class I histone deacetylases, is significantly increased in endometriosis. Reprod Sci. 2013 Dec;20(12):1416-22. Samartzis EP, et al.
40. Activin A regulates trophoblast cell adhesive properties: implications for implantation failure in women with endometriosis-associated infertility. Hum Reprod. 2010 Jul;25(7):1767-74. Stoikos CJ, et al.
41. Integrins and other cell adhesion molecules in endometrium and endometriosis. Semin Reprod Endocrinol. 1997;15(3):291-9. Lessey BA, et al.
42. Macrophages induce the adhesion phenotype in normal peritoneal fibroblasts. Fertil Steril. 2011 Sep;96(3):758-763.e3. White JC, et al.
43. Spontaneous Bilateral Tubal Ectopic Pregnancy: Incidental Finding During Laparoscopy - Brief Report and Review of Literature. Geburtshilfe Frauenheilkd. 2016 Apr;76(4):413-416. Hoffmann S, et al.
44. Immune changes and neurotransmitters: possible interactions in depression? Prog Neuropsychopharmacol Biol Psychiatry. 2014 Jan 3;48:268-76. Sperner-Unterweger B, et al.
45. Obstructive Sleep Apnea is Linked to Depression and Cognitive Impairment: Evidence and Potential Mechanisms. Am J Geriatr Psychiatry. 2016 Apr 29. Kerner NA, et al.
46. A happy valve in a happy patient? Serotonergic antidepressants and the risk of valvular heart disease (SERVAL). A case-control study. Acta Clin Belg. 2016 Feb;71(1):57-62. De Backer T, et al.
47. Antidepressant Efficacy of Adjunctive Aerobic Activity and Associated Biomarkers in Major Depression: A 4-Week, Randomized, Single-Blind, Controlled Clinical Trial. PLoS One. 2016 May 6;11(5):e0154195. Siqueira CC, et al.
48. Elevated incidence of suicide in people living at altitude, smokers and patients with chronic obstructive pulmonary disease and asthma: possible role of hypoxia causing decreased serotonin synthesis. J Psychiatry Neurosci. 2013 Nov;38(6):423-6. Young SN.
49. Short Meditation Trainings Enhance Non-REM Sleep Low-Frequency Oscillations. PLoS One. 2016 Feb 22;11(2):e0148961. Dentico D, et al.
50. Intermittent hypoxia causes REM sleep deficits and decreases EEG delta power in NREM sleep in the C57BL/6J mouse.Sleep Med. 2006 Jan;7(1):7-16. Polotsky VY, et al.
51. Relevance of the metabotropic glutamate receptor (mGluR5) in the regulation of NREM-REM sleep cycle and homeostasis: evidence from mGluR5 (-/-) mice. Behav Brain Res. 2015 Apr 1;282:218-26. Ahnaou A, et al.
52. Human REM sleep: influence on feeding behaviour, with clinical implications. Sleep Med. 2015 Aug;16(8):910-6. Horne JA.
53. Sleep at high altitude: guesses and facts. J Appl Physiol (1985). 2015 Dec 15;119(12):1466-80. Bloch KE, et al.
54. Sleep disorders in chronic obstructive pulmonary disease: etiology, impact, and management. J Clin Sleep Med. 2015 Mar 15;11(3):259-70. Budhiraja R, et al.
55. Lung Circulation. Compr Physiol. 2016 Mar 15;6(2):897-943. Suresh K, et al.
56. Role of Eosinophil Granulocytes in Allergic Airway Inflammation endotypes. Scand J Immunol. 2016 May 11. Amin K, et al.
57. Evaluating clinical reason and rationale for not delivering reperfusion therapy in ST elevation myocardial infarction patients: Insights from a comprehensive cohort. Int J Cardiol. 2016 Apr 14;216:99-103. Welsh RC, et al.
58. Mitochondrial reactive oxygen species: a double edged sword in ischemia/reperfusion vs preconditioning. Redox Biol. 2014 Jun 2;2:702-14. Kalogeris T, et al.
59. Hypoxia-inducible factors as molecular targets for liver diseases. J Mol Med (Berl). 2016 Apr 20. Ju C, et al.
60. Matrix metalloproteinase 10 contributes to hepatocarcinogenesis in a novel crosstalk with the stromal derived factor 1/C-X-C chemokine receptor 4 axis. Hepatology. 2015 Jul;62(1):166-78. García-Irigoyen O, et al.
61. Cytoglobin as a Marker of Hepatic Stellate Cell-derived Myofibroblasts.
Front Physiol. 2015 Nov 13;6:329. Kawada N.
62. Renal expression of SIBLING proteins and their partner matrix metalloproteinases (MMPs). Kidney Int. 2005 Jul;68(1):155-66. Ogbureke KU, et al.
63. Clinical Scenarios in Chronic Kidney Disease: Chronic Tubulointerstitial Diseases. Contrib Nephrol. 2016;188:108-19. Meola M et al.
64. Expression of MMP-9/TIMP-2 in nasal polyps and its functional implications. Int J Clin Exp Pathol. 2015 Nov 1;8(11):14556-61. Li X, et al.
65. Interleukin-25 and mucosal T cells in noneosinophilic and eosinophilic chronic rhinosinusitis.Ann Allergy Asthma Immunol. 2015 Apr;114(4):289-98. Iinuma T, et al.
66. Macrolides increase the expression of 11β-hydroxysteroid dehydrogenase 1 in human sinonasal epithelium, contributing to glucocorticoid activation in sinonasal mucosa. Br J Pharmacol. 2015 Nov;172(21):5083-95. Park SJ, et al.
67. Correlates of quality of sexual life in male and female patients with Parkinson disease and their partners.Parkinsonism Relat Disord. 2014 Oct;20(10):1085-8. Bronner G, et al.
68. Effect of chronic hypoxia on penile erectile function in rats. Genet Mol Res. 2015 Sep 8;14(3):10482-9. Yu DP, et al.
69. Serum testosterone levels and excessive erythrocytosis during the process of adaptation to high altitudes. Asian J Androl. 2013 May;15(3):368-74. Gonzales GF.
70. Elevation of plasma estradiol in healthy men during a mountaineering expedition. Horm Metab Res. 1988 Apr;20(4):239-42. Friedl KE, et al.
71. Erectile dysfunction in a murine model of sleep apnea. Am J Respir Crit Care Med. 2008 Sep 15;178(6):644-50. Soukhova-O'Hare GK, et al.
72. Gastroduodenal mucus bicarbonate barrier: protection against acid and pepsin. Am J Physiol Cell Physiol. 2005 Jan;288(1):C1-19. Allen A,

作者　陳 志 明　博士　185

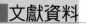

et al.
73. "Gastric cytoprotection" is still relevant. J Gastroenterol Hepatol. 2014 Dec;29 Suppl 4:124-32. Szabo S.
74. Myeloid HIF-1 is protective in Helicobacter pylori-mediated gastritis. J Immunol. 2015 Apr 1;194(7):3259-66. Matak P, et al.

第三章　三分鐘生死線
1. An estimation of the number of cells in the human body.
Bianconi E, Piovesan A, Facchin F, Beraudi A, Casadei R, Frabetti F, Vitale L, Pelleri MC, Tassani S, Piva F, Perez-Amodio S, Strippoli P, Canaider S.
Ann Hum Biol. 2013 Nov-Dec;40(6):463-71
2. 只用降壓藥，找死——高血壓革命，顯微鏡文化事業出版社 2012.05．ISBN-9789868824300，陳志明
3. Tidal expiratory flow limitation at rest as a functional marker of pulmonary emphysema in moderate-to-severe COPD. Chiari S, Bassini S, Braghini A, Corda L, Boni E, Tantucci C. COPD. 2014 Feb;11(1):33-8
4. Pyruvate Kinase M2: A Potential Target for Regulating Inflammation.Alves-Filho JC, Pålsson-McDermott EM. Front Immunol. 2016 Apr 21;7:145.
5. The Dual Function of Reactive Oxygen/Nitrogen Species in Bioenergetics and Cell Death: The Role of ATP Synthase. Kaludercic N, Giorgio V. Oxid Med Cell Longev. 2016;2016:3869610.
6. The Citric Acid Cycle and Fatty Acid Biosynthesis. Kelly DJ, Hughes NJ. In: Mobley HLT, Mendz GL, Hazell SL, editors. Helicobacter pylori: Physiology and Genetics. Washington (DC): ASM Press; 2001. Chapter 12.
7. Albani, A. E.; Bengtson, S.; Canfield, D. E.; Bekker, A.; MacChiarelli, R.; Mazurier, A.; Hammarlund, E. U.; Boulvais, P.; Dupuy, J. J.; Fontaine, C.; Fürsich, F. T.; Gauthier-Lafaye, F. O.; Janvier, P.; Javaux, E.; Ossa, F. O.; Pierson-Wickmann, A. C.; Riboulleau, A.; Sardini, P.; Vachard, D.; Whitehouse, M.; Meunier, A. (2010). "Large colonial organisms with coordinated growth in oxygenated environments 2.1 Gyr ago". Nature 466 (7302): 100–104.
8. Nat Rev Immunol. 2010 Mar;10(3):159-69. doi: 10.1038/nri2710. Immune adaptations that maintain homeostasis with the intestinal microbiota. Hooper LV1, Macpherson AJ.
9. Oxygen and glucose consumption in gastrointestinal adenocarcinomas: correlation with markers of hypoxia, acidity and anaerobic glycolysis. Koukourakis MI, Pitiakoudis M, Giatromanolaki A, Tsarouha A, Polychronidis A, Sivridis E, Simopoulos C. Cancer Sci. 2006 Oct;97(10):1056-60.
10. Mitochondrial ROS Regulation of Proliferating Cells.Diebold L, Chandel NS. Free Radic Biol Med. 2016 May 3. pii: S0891-5849(16)30218-0.
11. Hypoxia-Like Signatures Induced by BCR-ABL Potentially Alter the Glutamine Uptake for Maintaining Oxidative Phosphorylation.
Sontakke P, Koczula KM, Jaques J, Wierenga AT, Brouwers-Vos AZ, Pruis M, Günther UL, Vellenga E, Schuringa JJ. PLoS One. 2016 Apr 7;11(4):e0153226.
12. Lactate: Friend or Foe. Hall MM, Rajasekaran S, Thomsen TW, Peterson AR. PM R. 2016 Mar;8(3 Suppl):S8-S15.
13. Effects of acute hypoxia/acidosis on intracellular pH in differentiating neural progenitor cells. Nordström T, Jansson LC, Louhivuori LM, Akerman KE. Brain Res. 2012 Jun 21;1461:10-23.
14. Global Burden of Thrombosis: Epidemiologic Aspects. Wendelboe AM, Raskob GE. Circ Res. 2016 Apr 29;118(9):1340-7.
15. Thrombosis recanalization by paeoniflorin through the upregulation of urokinase-type plasminogen activator via the MAPK signaling pathway. Ye S, Mao B, Yang L, Fu W, Hou J. Mol Med Rep. 2016 Jun;13(6):4593-8.
16. UN, Dept. of Economic and Social Affairs, Population Division (2011). World Population Prospects (2013.07)

第四章　缺氧的根
1. Alterations in cardiovascular structure and function with advancing age. Am J Cardiol. 1986 Feb 12;57(5):33C-44C. Fleg JL.
2. The Impact of Individual Anthropogenic Emissions Sectors on the Global Burden of Human Mortality due to Ambient Air Pollution. Environ Health Perspect. 2016 May 13. Silva RA, et al.
3. Assessment of health and economic effects by PM 2.5 pollution in Beijing: a combined exposure-response and computable general equilibrium analysis. Environ Technol. 2016 May 4:1-8. Wang G, et al.
3-1. Public health risks of prolonged fine particle events associated with stagnation and air quality index based on fine particle matter with a diameter <2.5 μm in the Kaoping region of Taiwan. Int J Biometeorol. 2016 Apr 27. Lai LW.
4. Effect of ambient PM(2.5) on lung mitochondrial damage and fusion/fission gene expression in rats. Chem Res Toxicol. 2015 Mar 16;28(3):408-18. Li R, et al.
5. The role of oxidative stress in the cardiovascular actions of particulate air pollution. Biochem Soc Trans. 2014 Aug;42(4):1006-11. Miller MR.
6. Aeroparticles, Composition, and Lung Diseases. Front Immunol. 2016 Jan 20;7:3. Falcon-Rodriguez CI, et al.
7. Environmental particulate (PM2.5) augments stiffness-induced alveolar epithelial cell mechanoactivation of transforming growth factor beta. PLoS One. 2014 Sep 16;9(9):e106821. Dysart MM, Galvis BR, et al.
8. Chemical constituents and sources of ambient particulate air pollution and biomarkers of endothelial function in a panel of healthy adults in Beijing, China. Sci Total Environ. 2016 Aug 1;560-561:141-9. Wu S, et al.
9. Particulate matter air pollution components and risk for lung cancer. Environ Int. 2016 Feb;87:66-73. Raaschou-Nielsen O, et al.
10. Lung surfactants: basic science and clinical applications. Marcel Dekker. (2000) ISBN 0-8247-0401-0. Notter, Robert H..
11. Burden of disease attributable to ambient fine particulate matter exposure in Taiwan.
J Formos Med Assoc. 2016 Feb 10: pii: S0929-6646(15)00414-3. Lo WC, et al.
12. Annual research review: A meta-analysis of the worldwide prevalence of mental disorders in children and adolescents. J Child Psychol Psychiatry. 2015 Mar;56(3):345-65. Polanczyk GV, et al.
13. Efficacy outcomes from 3 clinical trials of edivoxetine as adjunctive treatment for patients with major depressive disorder who are partial responders to selective serotonin reuptake inhibitor treatment. J Clin Psychiatry. 2016 Mar 1. Ball SG, et al.
14. The alteration of hypoxia inducible factor-1 (HIF-1) and its target genes in mood disorder patients. Prog Neuropsychopharmacol Biol Psychiatry. 2013 Jun 3;43:222-9. Shibata T, et al.
15. Agomelatine in treating generalized anxiety disorder. Expert Opin Investig Drugs. 2014 Jun;23(6):857-64. Demyttenaere K.
16. Prevalence of Depression in Patients With Hypertension: A Systematic Review and Meta-Analysis. Medicine (Baltimore). 2015 Aug;94(31):e1317. Li Z, et al.
17. Subjective and objective binge eating in relation to eating disorder symptomatology, depressive symptoms, and self-esteem among treatment-seeking adolescents with bulimia nervosa. Eur Eat Disord Rev. 2014 Jul;22(4):230-6. Fitzsimmons-Craft EE1, et al.
18. A systematic review of psychiatric indications for deep brain stimulation, with focus on major depressive and obsessive-compulsive disorder. Nord J Psychiatry. 2016 Apr 22:1-9. Naesström M, et al.
19. Depression and anxiety in men with sexual dysfunction: a retrospective study. Compr Psychiatry. 2015 Jul;60:114-8. Rajkumar RP, et al.
20. Impact of Comorbid Anxiety and Depressive Disorders on Treatment Response to Cognitive Behavior Therapy for Insomnia. J Consult Clin Psychol. 2016 Mar 10. Bélanger L, et al.
21. First episode of major depressive disorder and vascular factors in coronary artery disease patients: Baseline characteristics and response to antidepressant treatment in the CREATE trial. J Psychosom Res. 2010 Aug;69(2):133-41. Habra ME, et al.
22. Stability of α-tocotrienol and α-tocopherol in salami-type sausages and curing brine depending on nitrite and pH. Meat Sci. 2014 Dec;98(4):657-64. Gerling EM, et al.
23. A survey of nitrate and nitrite concentrations in conventional and organic-labeled raw vegetables at retail. J Food Sci. 2015 May;80(5):C942-9 Nuñez de González MT, et al.

24. Dietary Nitrates, Nitrites, and Nitrosamines Intake and the Risk of Gastric Cancer: A Meta-Analysis. Nutrients. 2015 Dec 1;7(12):9872-95. Song P, et al.

25. Role of aldehyde dehydrogenase in hypoxic vasodilator effects of nitrite in rats and humans. Br J Pharmacol. 2015 Jul;172(13):3341-52. Arif S, et al.

26. Evidence by chromatography and mass spectrometry that inorganic nitrite induces S-glutathionylation of hemoglobin in human red blood cells. J Chromatogr B Analyt Technol Biomed Life Sci. 2016 Apr 15;1019:72-82. Böhmer A,et al.

27. Low dose (-)deprenyl is cytoprotective: it maintains mitochondrial membrane potential and eliminates oxygen radicals.Life Sci. 2005 Dec 5;78(3):225-31. Simon L, et al.

28. Angiogenesis and oxidative stress: common mechanisms linking psoriasis with atherosclerosis. J Dermatol Sci. 2011 Jul;63(1):1-9. Armstrong AW, et al.

29. C. elegans miro-1 Mutation Reduces the Amount of Mitochondria and Extends Life Span. PLoS One. 2016 Apr 11;11(4):e0153233. Shen Y, et al.

30. Effect of hypoxia on mitochondrial protein composition of cerebral cortex during aging. Neurochem Res. 1991 Jul;16(7):821-6. Villa RF, et al.

31. Occupational Stress, Salivary Cortisol, and Periodontal Disease: A Clinical and Laboratory Study. J Int Oral Health. 2015 Sep;7(9):65-9. Atri M, et al.

32. Fight or Flight. Could the body's natural reaction to stress play a role in type 2 diabetes risk? Diabetes Forecast. 2016 Mar-Apr;69(2):110-1. Curry A.

33. The protective role of exercise on stress system dysregulation and comorbidities. Ann N Y Acad Sci. 2006 Nov;1083:196-213. Tsatsoulis A, et al.

34. Peripheral and central effects of circulating catecholamines. Compr Physiol. 2015 Jan;5(1):1-15. Tank AW, et al.

35. Glucocorticoid Regulation of Reproduction. Adv Exp Med Biol. 2015;872:253-78. Geraghty AC, et al.

36. Stress and adrenergic function: HIF1α, a potential regulatory switch. Cell Mol Neurobiol. 2010 Nov;30(8):1451-7. Wong DL1, et al.

37. Arterial stiffness and sedentary lifestyle: Role of oxidative stress. Vascul Pharmacol. 2016 Apr;79:1-5. Lessiani G, et al.

38. Lifelong Cyclic Mechanical Strain Promotes Large Elastic Artery Stiffening: Increased Pulse Pressure and Old Age-Related Organ Failure. Can J Cardiol. 2016 May;32(5):624-33. Thorin-Trescases N, et al.

39. Association between poor glycemic control, impaired sleep quality, and increased arterial thickening in type 2 diabetic patients. PLoS One. 2015 Apr 14;10(4):e0122521. Yoda K, et al.

40. Modeling of Mechanical Stress Exerted by Cholesterol Crystallization on Atherosclerotic Plaques. PLoS One. 2016 May 5;11(5):e0155117. Luo Y, et al.

41. Sex and gender differences in risk, pathophysiology and complications of type 2 diabetes mellitus. Endocr Rev. 2016 May 9:er20151137. Kautzky-Willer A, et al.

42. Reduced costs of reproduction in females mediate a shift from a male-biased to a female-biased lifespan in humans. Sci Rep. 2016 Apr 18;6:24672. Bolund E, et al.

43. Alzheimer, mitochondria and gender. Neurosci Biobehav Rev. 2016 Apr 29. pii: S0149-7634(15)30066-X. Grimm A, et al.

44. Aerobic capacity reference data in 3816 healthy men and women 20-90 years.
PLoS One. 2013 May 15;8(5):e64319. Loe H1, et al.

45. The Association between Androgenic Hormone Levels and the Risk of Developing Coronary Artery Disease (CAD). Iran J Public Health. 2016 Jan;45(1):14-9. Allameh F, et al.

46. Changes in Life Expectancy by Race and Hispanic Origin in the United States, 2013-2014. NCHS Data Brief. 2016 Apr;(244):1-8. Arias E.

47. 只用降壓藥，找死—高血壓革命，顯微鏡文化事業出版社 2012.05，ISBN-9789868824300，陳志明

48. Hyperglucagonemia Mitigates the Effect of Metformin on Glucose Production in Prediabetes. Cell Rep. 2016 May 4. pii: S2211-1247(16)30437-5. Konopka AR, et al.

49. Up-regulation of hypoxia-inducible factor-1α enhanced the cardioprotective effects of ischemic postconditioning in hyperlipidemic rats. Acta Biochim Biophys Sin (Shanghai). 2014 Feb;46(2):112-8. Li X, et al.

50. Impact of combined treatment with rosuvastatin and antidepressants on liver and kidney function in rats. Exp Ther Med. 2016 Apr;11(4):1459-1464. Herbet M, et al.

51. Myeloid HIF-1 is protective in Helicobacter pylori-mediated gastritis. J Immunol. 2015 Apr 1;194(7):3259-66. Matak P, et al.

52. Serum TNF-a, IL-8, VEGF levels in Helicobacter pylori infection and their association with degree of gastritis. Acta Med Indones. 2015 Apr;47(2):120-6. Siregar GA, et al.

53. Intermittent hypoxia in childhood: the harmful consequences versus potential benefits of therapeutic uses.Front Pediatr. 2015 May 19;3:44. Serebrovskaya TV, et al.

54. Functional identification of epithelial and smooth muscle histamine-dependent relaxing mechanisms in the bovine trachea, but not in bronchi. Comp Biochem Physiol C Toxicol Pharmacol. 2003 Jan;134(1):91-100.. Jolly S, et al.

55 Viral bronchiolitis in children: a common condition with few therapeutic options.
Early Hum Dev. 2013 Oct;89 Suppl 3:S7-11. Nicolai A, et al.

第五章 缺氧負力量

1. Quantifying size and number of adipocytes in adipose tissue. Methods Enzymol. 2014;537:93-122. Parlee SD, et al.

2. Quantitative dynamics of adipose cells. Adipocyte. 2012 Apr 1;1(2):80-88. Jo J, et al.

3. A quantitative method for estimating hepatic blood flow using a dual-input single-compartment model. Br J Radiol. 2008 Oct;81(970):790-800. Miyazaki S, et al.

4. Increased hepatic blood flow during enteral immune-enhancing diet gavage requires intact enterohepatic bile cycling.Nutrition. 2014 Mar;30(3):313-8. Nagengast AK, et al.

5. Development and Regression of Cirrhosis. Dig Dis. 2016;34(4):374-81. Saffioti F, et al.

6. The role of HIF-1 in oncostatin M-dependent metabolic reprogramming of hepatic cells. Cancer Metab. 2016 Feb 17;4:3. Battello N, et al.

7. Association between hypoxia-inducible factor-1α gene polymorphisms and risks of chronic hepatitis B and hepatitis B virus-related liver cirrhosis in a Chinese population: a retrospective case-control study. Gene. 2015 Jun 10;564(1):96-100. Lu Y, et al.

8. Serum amyloid A and inflammation in diabetic kidney disease and podocytes. Lab Invest. 2015 Jun;95(6):697. Anderberg RJ, et al.

9. In vitro study of the juxtaglomerular apparatus and its implications in the chronic kidney disease. Hypertension. 2015 May;65(5):970-5. Ito S.

10. Diuretics associated acute kidney injury: clinical and pathological analysis.Ren Fail. 2014 Aug;36(7):1051-5. Wu X, et al.

11. Pancreatic islet blood flow and its measurement. Ups J Med Sci. 2016 Apr 28:1-15. Jansson L, et al.

12. Hypoxia stimulates pancreatic stellate cells to induce fibrosis and angiogenesis in pancreatic cancer. Am J Physiol Gastrointest Liver Physiol. 2008 Oct;295(4):G709-17. Masamune A, et al.

13. A vesicular sequestration to oxidative deamination shift in myocardial sympathetic nerves in Parkinson's disease. J Neurochem. 2014 Oct;131(2):219-28. Goldstein DS, et al.

14. Excess intake of fat and sugar potentiates epinephrine-induced hyperglycemia in male rats. J Diabetes Complications. 2015 Apr;29(3):329-37. Ross AP, et al.

15. Alterations in adrenergic receptor signaling in heart failure. Heart Fail Rev. 2000 Mar;5(1):7-16 Lamba S, et al.

16. Tau and Aβ imaging, CSF measures, and cognition in Alzheimer's disease. Sci Transl Med. 2016 May 11;8(338):338ra66. Brier MR, et al.
17. Astrogliosis: An integral player in the pathogenesis of Alzheimer's disease. Prog Neurobiol. 2016 Jan 12. pii: S0301-0082(15)30021-6. Osborn LM, et al.
18. Does metabolic failure at the synapse cause Alzheimer's disease? Med Hypotheses. 2014 Dec;83(6):802-8. Engel PA.
19. The induction of HIF-1 reduces astrocyte activation by amyloid beta peptide. Eur J Neurosci. 2009 Apr;29(7):1323-34. Schubert D, et al.
20. Insight from the air-skin interface. J Invest Dermatol. 2015 Feb;135(2):331-3. O'Shaughnessy RF, et al.
21. Hypoxia-inducible factors regulate filaggrin expression and epidermal barrier function. J Invest Dermatol. 2015 Feb;135(2):454-61. Wong WJ, et al.
22. UV-induced inhibition of adipokine production in subcutaneous fat aggravates dermal matrix degradation in human skin. Sci Rep. 2016 May 10;6:25616. Kim EJ, et al.
23. Hexosamine biosynthesis is a possible mechanism underlying hypoxia's effects on lipid metabolism in human adipocytes. PLoS One. 2013 Aug 14;8(8):e71165. O'Rourke RW, et al.
24. Hypoxia inducible factor-1α contributes to UV radiation-induced inflammation, epidermal hyperplasia and immunosuppression in mice. Photochem Photobiol Sci. 2012 Feb;11(2):309-17. Cho JL1, et al.
25. Involvement of HIF-2α-mediated inflammation in arsenite-induced transformation of human bronchial epithelial cells.Toxicol Appl Pharmacol. 2013 Oct 15;272(2):542-50. Xu Y, et al.
26. Human bronchial epithelium controls TH2 responses by TH1-induced, nitric oxide-mediated STAT5 dephosphorylation: implications for the pathogenesis of asthma. J Immunol. 2005 Aug 15;175(4):2715-20. Eriksson U, et al.
27. Intrapulmonary arteriovenous anastomoses. Physiological, pathophysiological, or both? Ann Am Thorac Soc. 2013 Oct;10(5):504-8. Lovering AT, et al.
28. Lung Circulation. Compr Physiol. 2016 Mar 15;6(2):897-943. Suresh K, et al.

第六章 氧、氣、能量

1. 黃帝內經，晨星出版社，2007 ISBN：986177047X，紫圖
2. 中醫臟腑概說，Chinese University Press，1999，ISBN：9622018211
3. 《黃帝內經》理論與方法論，陝西科學技術出版社，2005，ISBN：9787536937147，邢玉瑞
4. 中醫元氣論，中醫古籍出版社，2010，ISBN：9787801748935，王平
5. Huangqi-Honghua combination and its main components ameliorate cerebral infarction with Qi deficiency and blood stasis syndrome by antioxidant action in rats. J Ethnopharmacol. 2014 Sep 11;155(2):1053-60, Cao J, et al.
6. 中醫基礎理論圖表解，知音出版社，2005，ISBN：978-986-7825-43-8，周學勝
7. Mitochondrial decay in ageing: 'Qi-invigorating' schisandrin B as a hormetic agent for mitigating age-related diseases. Clin Exp Pharmacol Physiol. 2012 Mar;39(3):256-64., Leong PK et al.
8. 中西醫會診－貧血，書泉出版社，2004，ISNB：9861210962，丁訓傑
9. Variations of energy metabolism and adenosine triphosphatase activity in gastric mucosa in chronic atrophic gastritis rats with Qi deficiency and blood stasis syndrome and effect of zhiweifangbian capsule. J Tradit Chin Med. 2013 Aug;33(4):500-4. Duan Y, et al.
10. 中醫常用工具書手冊，上海科學技術出版社，1988，ISBN：9787582474228，李經緯 等
11. Qi-training and immunological parameters: a cross-sectional study. Int J Neurosci. 2006 Aug;116(8):921-6. Lee MS, et al.

第七章 有氧途徑

1. The number of alveoli in the human lung. Am J Respir Crit Care Med. 2004 Jan 1;169(1):120-4. Ochs M, et al.
2. The effects of ephedrine and phenylephrine on arterial partial pressure of oxygen. Masui. 1989 Jul;38(7):917-22. Tanaka M et al.
3. Impact of aortic root size on left ventricular afterload and stroke volume. Eur J Appl Physiol. 2016 May 14. Sahlén A, et al.
4. Non-invasive measuring of the acceleration of contraction of the left ventricle with the Doppler echocardiography. Wien Klin Wochenschr. 2015 Dec;127 Suppl 5:S288-94. Krajnc I, et al.
5. Blood Vessels, 2012, Resources for Science Learning, The Franklin Institute. et al.
6. Clinical Methods: The History, Physical, and Laboratory Examinations. 3rd edition. Boston: Butterworths; 1990. Walker HK, et al.
7. Mitochondrial function at extreme high altitude. J Physiol. 2016 Mar 1;594(5):1137-49. Murray AJ, et al.
8. Hypoxia switches episodic breathing to singlet breathing in red-eared slider turtles (Trachemys scripta) via a tropisetron-sensitive mechanism. Respir Physiol Neurobiol. 2015 Feb 1;207:48-57. Ochs M, et al.
9. 儒學的氣論與工夫論，國立臺灣大學出版中心 ISBN：9860023816，楊儒賓 等
10. The lung clearance index in young infants: impact of tidal volume and dead space. Physiol Meas. 2015 Jul;36(7):1601-13. Schmalisch G, et al.
11. Potassium effects on contraction in arterial smooth muscle mediated by Na+, K+-ATPase. Fed Proc. 1983 Feb;42(2):239-45 Haddy FJ.
12. 丹參的效效,商周出版社,2007.06. ISBN: 9789861248714 ，陳志明
13. Herpesvirus entry mediator regulates hypoxia-inducible factor-1α and erythropoiesis in mice. J Clin Invest. 2011 Dec;121(12):4810-9. Sakoda Y, et al.
14. Physiology of Sport and Exercise With Web Study Guide 5th Edition, Humankinetics, ISBN-13: 860-1401254188,2011. W. Larry Kenney , et al.
15. Red blood cell storage increases hypoxia-induced nitric oxide bioavailability and methemoglobin formation in vitro and in vivo. Transfusion. 2014 Dec;54(12):3178-85. Almac E, et al.
16. Effects of hypoxia, blood P(CO2) and flow on O2 transport in excised rabbit lungs. Respir Physiol. 1998 May;112(2):155-66. Ayappa I, et al.
17.Oxygen diffusion and consumption in extracellular matrix gels: implications for designing three-dimensional cultures. J Biomed Mater Res A. 2014 Aug;102(8):2776-84. Colom A, et al.

國家圖書館出版品預行編目 (CIP) 資料

缺氧型慢病—健康和疾病之間的疾病 / 陳志明著，
-- 初版，-- 台北市：顯微鏡文化，2016. 08
面；　公分 . -（醫學革命系列）

ISBN 978-986-88243-2-4 （平裝）

1. 慢性病防治　2. 缺氧

412.59　　　　　　　　　　　　105015137

醫學革命系列

缺氧型慢病—健康和疾病之間的疾病

作　　者／陳志明
編　　輯／陳昱君
封面設計／熊柔柔
美術編輯／熊盼盼、陳思妤
校　　稿／陳麗卿
出版官網／www.drbalancebook.com
出 版 者／顯微鏡文化事業出版社
地　　址／台北市中山區復興北路 168 號 11 樓
　　　　　TEL：0908-898675
　　　　　LINE：balancebook
　　　　　WeChat：balancebook
作者網址／www.dr-balance.org.tw
讀者服務／dr.balance123@gmail.com
印　　刷／博客斯彩藝有限公司
代理經銷／白象文化事業有限公司
地　　址／402 台中市東區和平街 228 巷 44 號
　　　　　TEL：04-2220-8589
出版日期／2016 年 8 月 初版
　　　　　2020 年 12 月 7 刷
定　　價／250 元

Chronic Hypoxia Diseases -The wars between health & diseases. By Dr. Balance C.M. Chen.
Copyright © 2016 by Dr. Balance C.M. Chen. www.dr-balance.com
Published by arrangement with Microscope Culture Publisher.
ALL RIGHT RESERVED.

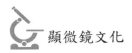

顯微鏡文化

104台北市中山區復興北路168號11樓

顯微鏡文化事業出版社　收

請沿線對折

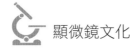

顯微鏡文化

書名:缺氧型慢病—健康與疾病之間的疾病

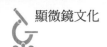 顯微鏡文化

認識缺氧觀念後的給氧活動

謝謝您購買或閱讀這醫學革命系列的叢書！為了推廣正確的健康及醫學新觀念，我們特別邀請陳志明博士的研究室及相關公司一起舉辦『為缺氧尋根+氧活動』。

凡以LINE或微信(wechat)加入成為本出版社會員，並填寫以下缺氧檢測表，拍照傳回本公司，除了將請作者陳博士研究室專人計算並回復您的缺氧狀態之外，並將致贈書內GRY配方的體驗禮一份！

會員還將可獲得免費參加本書作者陳志明博士舉辦的系列演講活動(我們將另外寄送邀請卡給您)。

LINE

微信WeChat

博士研究室官網

博士FB粉絲團

姓名:＿＿＿＿＿＿＿＿＿＿＿＿＿＿＿ 性別: 男　女

生日:西元＿＿＿＿＿＿年＿＿＿＿＿月＿＿＿＿＿日

聯絡電話:＿＿＿＿＿＿＿＿＿＿＿

Line號＿＿＿＿＿＿＿＿＿＿ 或微信號＿＿＿＿＿＿＿＿＿＿

或 E-mail:＿＿＿＿＿＿＿＿＿＿＿＿＿＿＿

問題及建議:

＿＿＿＿＿＿＿＿＿＿＿＿＿＿＿＿＿＿＿

＿＿＿＿＿＿＿＿＿＿＿＿＿＿＿＿＿＿＿

＿＿＿＿＿＿＿＿＿＿＿＿＿＿＿＿＿＿＿

有無	症狀	有無	症狀	有無	症狀
	晨起後，感覺精神無力		容易感冒		食慾變差
	整天感覺疲倦、無力		容易發燒		晚上睡不好或失眠
	臉色不好		容易過敏		容易口腔潰爛
	記憶力變差、易健忘		腰部痠痛或不適		容易喉嚨發炎
	身體沒有理由的發胖		傷口不易癒合		牙齦容易出血
	容易抽筋、肌肉痙攣		反應變差、不靈活		容易感染皮膚病
	手指顫抖		注意力及思維降低		患高血壓或低血壓
	容易被蟲咬		工作能力下降力不從心		患便秘
	容易頭癢、頭皮屑多		情緒不穩、易生氣煩躁		患胃病或胃潰瘍
	突然愛甜食肉食或飲料		容易心慌、胸悶		患老年失智症